手の運動を学ぶ

著
矢﨑　潔
小森健司
田口真哉

手の役割と
手の機能解剖との関係から
運動を紐解き，臨床に活かす

Clinical Kinesiology for the Hand

三輪書店

はじめに

　長くも，短くも筆者らは，手に興味を持ちつつ，さまざまな身体の障がいをもつ人々に対するリハビリテーションの領域での臨床を続けてきている．そこでは，疾病・外傷の種類も，その障がいの程度も，また年齢層もさまざまである患者さんの治療訓練に関わってきた．特に，手の機能的障がいが生活に影響を及ぼし，その手を使うにあたって日々不自由を感じている方々に接してきた．そして日々セラピストとして，それぞれに勤務する病院・リハビリテーション・センターで臨床に携わってきている．

　しかしながら，治療訓練に携わる中で，われわれがそこで出会い・接してきた患者さんの問題（障がい・現象・出来事）をすべて理解できたわけではない．当然ではあるが，それら多くの問題を解決して今日に至ったとはいえない．むしろ，十分な問題解決もできずに，それぞれの患者さんとのかかわりの中では"心残り・後ろめたさ"を抱きながら今日に至っているのが真相といえる．ゆえに，われわれがたどってきた臨床活動を振り返ってみても，セラピストとして患者さんたちに十分な手を差し伸べられたかは疑問な点も多くある．それらの問題の中には未だに解決できず，悩みながらその解決に挑戦し続けるものも多くある．その一方で，今ここでそれらの問題をすべて解決することはむずかしいことも心得ている．だからこそ，もう少し時間をかけて，これまでの疑問をこれからも解決する道を探していきたいと考えている．

　いま，筆者らが経験してきた手に障がい（不自由さ）をもった患者さんたちの問題を，再度自分たちなりに捉え・考え，理解することで見えてきた解決の道を読者に紹介していきたい．そして，読者の皆さん自身が日々接している障がいを抱えた患者さんの諸問題の解決・理解への基盤ができればと願う．そこで，常に多くの臨床的疑問を抱きながら努力し，前進している2人の若いセラピストの力を借りながら，この本を書くことにした．初心者の方にもある程度経験を積んでいるセラピストの皆さんにも，この本が臨床での疑問・問題の解決の糸口になり，少しでも皆さんが患者さんたちの手助けになれば幸いであり，さらに発展させていただければと願うしだいである．

　本書の目的は，われわれセラピストが手に障がいをもった患者さんの手の機能の再構築を努力することによって，患者さんが普段の生活の中で自然（無意識）に手を使ってくれるような状況を再び作り出すことである．自然な手の機能の再構築を目指すためには，セラピスト自身が"手"とはなんだろうか？　と手の役割について再度考えてみる必要があるように思われる．

　そこで，本書でははじめに手の機能的役割を明確にし，その手の役割を果たすのがむずかしくなったとき，その機能が低下したとき，その機能を失ったときの患者さんの"手のリハビリテーション＝自然に使ってくれる手にするための治療訓練"におけるセラピストの仕事（目指すもの＝手の機能の再構築）を明確にしていきたいと考える．それには，さまざまな手の機能を支えている機能解剖学的な側面も同時に明らかにしていかねばならないだろう．そして，筆者らが考える手の機能の成り立ちを示すことが不可欠と考える．さらに，障がいを抱える手の役割（機能）の再構築を進めるにあたって障壁となる，臨床でのさまざまな問題をどのように解決していったらよいかを示せればと考える．

　ここで，本論に入る前にここまでたどりついた執筆者3人から感謝の気持ちを表したい．最大の謝辞は，われわれに勉強と挑戦の機会を与えてくださった多くの患者さんに贈りたい．また，本書の誕生に心強い意見を述べてくださった我妻さん，雑用や写真撮りに協力してくださったゼミ学生の荒井さん，稲葉さんに感謝する．そして，仕事とはいえ，最も尽力を注いでくださった三輪書店の佐々木さんには心から感謝する．

　最後にはなるが，3人がいつも自由に患者さんに接し，挑戦し続けることの自由な環境を知らずして整えてくれているわれわれの家族にはただ感謝するのみである．

　ありがとうございます．

2017年7月15日

矢﨑　潔，小森健司，田口真哉

CONTENTS

はじめに——iii

第 I 章 手ってなんだろう！

はじめに ……………………………………………… 2
1.1 人類学的な痕跡を追って ……………………… 2
1.2 手の機能：指の機能的役割区分と 5 つの手の機能 …… 3
 1.2.1 指の機能的役割区分——4
  ❶ 橈側動的区分——5
  ❷ 中央静的区分——5
  ❸ 尺側動的区分——5
 1.2.2 5 つの手の機能——6
  ❶ 道具としての手（造る手）——6
  ❷ 道具を操る手（操作・操縦する手）——8
  ❸ 探る手（みる手）・治す手——10
  ❹ 伝える手（意志・表現・伝達する手）——11
  ❺ 支える手（支持する手）——12
 1.2.3 5 つの手の機能を支える"対立運動"——13

第 II 章 この本を理解するための基礎知識

はじめに ……………………………………………… 16
2.1 運動 …………………………………………… 17
2.2 動き …………………………………………… 17
2.3 動きの要素 …………………………………… 18
 ❶ すべり——18
 ❷ ころがり——18
 ❸ ひねり——18
 ❹ ひらき（開離）——19
2.4 関節運動の効率化 …………………………… 19
 2.4.1 機能的な関節運動の効率化：生理的共同運動——19
 2.4.2 構造的な関節運動の効率化：靭帯性腱鞘（滑車）・支帯——21
2.5 共同筋と協同筋 ……………………………… 23
 2.5.1 共同筋——23
 2.5.2 協同筋——24
2.6 凹凸の法則 …………………………………… 25
2.7 閉鎖肢位と開放肢位 ………………………… 26
 2.7.1 閉鎖肢位——26
 2.7.2 開放肢位——27

第 III 章 手関節を知る！

はじめに ……………………………………………… 30
3.1 手関節の骨構成 ……………………………… 31
 3.1.1 手関節の関節構成とその構造——33
  ❶ 遠位橈尺関節——33
  ❷ 橈骨手根関節——34
  ❸ 手根中央関節——36
3.2 手関節の靭帯構成 …………………………… 39
 3.2.1 遠位橈尺関節を支える靭帯——39
 3.2.2 手関節の靭帯——39
  ❶ 橈骨手根骨間および尺骨手根骨間の靭帯：外在靭帯——40
  ❷ 三角線維軟骨複合体——41

❸ 手根骨間の靱帯：内在靱帯——42
　　　❹ 屈筋支帯（横手根靱帯）と伸筋支帯——42
3.3 手関節の運動とその特徴 …………………… 44
3.4 手関節の力源：作用する筋群 ……………… 46
　3.4.1 背屈（伸展）運動と作用する筋——47
　3.4.2 掌屈（屈筋）運動と作用する筋——48
　3.4.3 橈屈運動と作用する筋——50
　3.4.4 尺屈運動と作用する筋——50
3.5 臨床でのチェックポイント ………………… 51
　3.5.1 生理的共同運動の再構築——51
　3.5.2 分廻し運動——52
3.6 日常生活と手関節 …………………………… 53

第IV章 手部を知る！

はじめに ……………………………………………… 60
4.1 手部の骨構成 ………………………………… 60
4.2 把握動作と非把握動作（圧排動作）……… 61
　4.2.1 把握動作——61
　　❶ つまみ動作——62
　　　❶ 指尖つまみ——62
　　　❷ 指腹つまみ——63
　　　❸ 鍵つまみ——65
　　　❹ 側つまみ——66
　　❷ にぎり動作——66
　　　❶ ボールにぎり（ボールグリップ）——66
　　　❷ ハンマーにぎり——67
　　　❸ フックにぎり（フックグリップ）——68
　　❸ 複合動作——68
4.3 非把握動作（圧排動作）……………………… 70
4.4 手のアーチ …………………………………… 72
　4.4.1 横アーチ（近位横アーチと遠位横アーチ）
　　　——72
　4.4.2 縦アーチ——72
　4.4.3 対立アーチ——73
4.5 尺側動的区分と第4・5 CM関節 …………… 74
4.6 手部における臨床でのチェックポイント …… 76

第V章 母指を知る！

はじめに ……………………………………………… 80
5.1 母指の安静肢位と前腕の肢位 ……………… 81
　5.1.1 前腕中間位での母指——81
　5.1.2 前腕回外位での母指——82
　5.1.3 前腕回内位での母指——82
5.2 母指の骨構成 ………………………………… 83
5.3 母指を構成する関節 ………………………… 84
　5.3.1 大菱形中手関節——84
　5.3.2 大菱形中手関節を支える靱帯——86
　　❶ 中手間靱帯——87
　　❷ 前斜靱帯——87
　　❸ 後斜靱帯——87
　　❹ 橈側側副靱帯——87
　5.3.3 TMC関節の運動——88
　　❶ 直線的な運動——89
　　❷ 回旋運動——90
　5.3.4 TMC関節の運動における筋——91
　5.3.5 母指の中手指節関節（母指のMCP関節．骨構成を含む）——93
　　❶ 母指のMCP関節の靱帯構成——93
　　❷ 母指のMCP関節運動——95
　　❸ 母指のMCP関節の運動と作用する筋——95
　5.3.6 母指の指節間関節（母指のIP関節．骨構成を含む）——95
　　❶ 母指のIP関節を支える靱帯——96
　　❷ 母指のIP関節の運動と作用する筋——96
　5.3.7 母指の総合運動を考える——97
　　❶ にぎり動作と母指　97
　　❷ 対立運動と母指（3点つまみ）——97

第Ⅵ章 手指を知る！

はじめに ……………………………………………… 100
6.1 手指の骨構成と関節 ………………………… 100
 6.1.1 遠位指節間関節：その構造と動き── 100
  ❶ DIP 関節の骨構成── 100
  ❷ DIP 関節の靱帯構造── 102
  ❸ DIP 関節に作用する筋── 102
 6.1.2 近位指節間関節：その構造と動き── 104
  ❶ PIP 関節の靱帯構成── 105
  ❷ PIP 関節の筋── 107

6.1.3 中手指節関節（MCP 関節）：その構造と動き── 108
  ❶ MCP 関節の構造── 108
  ❷ MCP 関節の靱帯構成── 108
  ❸ MCP 関節の運動と筋── 111
 6.1.4 手指の総合運動：全伸展から全屈曲── 114
  ❶ 手指の屈曲運動── 114
  ❷ 手指の伸展運動── 115
  ❸ これは指伸筋の回復？── 116

付録

資料 1 関節可動域表示ならびに測定法 …………………………………………………………… 120
資料 2 上肢の筋 …………………………………………………………………………………… 125
資料 3 橈骨神経が支配する筋 ……………………………………………………………………… 128
資料 4 正中神経が支配する筋 ……………………………………………………………………… 129
資料 5 尺骨神経が支配する筋 ……………………………………………………………………… 130

文献── 131
索引── 135

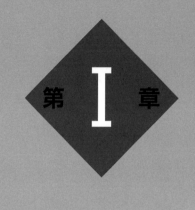

手ってなんだろう！

はじめに

ヒトは，500万年以上という気の遠くなるような長い歳月を経て，四足獣（四足歩行）から二足歩行へと進化してきた（藤野他訳，2005）．そして，二足歩行の獲得の結果，後肢にはそれまで以上に身体を支えるという重要な役割が課せられた．一方，前肢（上肢：手）は三次元の運動・作業空間が与えられ，手として自由を得ることができた．この自由により，手は三次元空間での幅広い運動（作業・活動）の可能性を獲得することとなった．そして，同時にヒトは自身の思い・願いを手で表現する（具現化する）ことができるようになったのである．

前肢（上肢：手）が獲得した機能は，四足歩行であったときに行っていたような，単に自らの身体を支えたり，穴を掘ったりという単純な作業（簡単な道具：原始的な道具）をするためだけのものではなかったことは想像がつくだろう．前肢はそれまでの機能を単に発展させたというよりかは，まったく新しい"手"の機能というものを獲得したのである．それは無限の可能性をもった"手"の誕生であり，ヒトにとっては新しい世界への船出であり，ヒトの生活を大きく変え，発展させる第一歩でもあった．

前肢は四足歩行であったときにも多少機能していた把握動作を発展・拡大させた．その結果，いろいろな運動・動作が生まれ，前肢は手という新たな機能をもつ身体部位（器官）として生まれ変わった．自然な流れとしてこの新たな機能には使用目的・方法でいろいろな方向性が生まれ，手そのものが万能の機能をもつことになる．ヒトはそのような手を得たことで，ヒトの思い・願いが具現化されていく将来へと続く扉のカギをもったともいえる．

ただ，二足歩行の獲得により自由を得た手の当初の目的は大きく以下の2つであったと考えられる．その一つは，ヒトにとって最も重要で，かつ不可欠な食料となる獲物を狩って食生活を安定させ，生命を維持することであった．そして，もう一つの目的は，その食物を奪おうとする者から自らと食物を守ることであったと考えられる（Young, 2003）．その目的のために原始的な"**道具としての手（道具を造る手）**"が存在する．この道具としての手は，人間の思考の表現を担うものでもあり，新たな道具を造りだすことを可能にした．また，思考により新たな道具が生まれることで，それらを"**操作する手**"という，手にとって基本的，かつ原始的な機能が生まれたわけである．この手の操作する機能は，**動的な把握動作と静的な非把握動作**（圧排動作）の2つに分けることもできる．ただ，実際には動的な機能と静的な機能の境ははっきりと区分けできるものではなく，動作・運動の中では"重なり合って"機能を果たしている．

1.1 人類学的な痕跡を追って

ここで，ヒトが二足歩行を獲得するまでの痕跡を人類学的な立場から振り返ってみる．よく知られているように1974年にアフリカのエチオピアで発見され，"**ルーシー（アウストラピテクス・アファレンシス；アファール猿人）**"と名づけられた猿人の化石が，その代表といえる．ルーシーは，最古のサルといわれ，エチオピアはハダールに約320万年前にくらしており，直立歩行（二足歩行）をしていたとされる．二足歩行をしていたのであれば当然，ルーシーは手を使っていたのではないかといわれるが，手の骨の化石から推測されるに，ルーシーはまだ十分な"母指の対立運動"は行っていなかったのではないかともいわれている（図1-1，藤野他訳，2005）．

その後，2009年には東京大学を含めた国際考古学チームがルーシーよりも100万年以上も古い440万年前の，ヒトの全身状態がほぼわかる化石の復元に成功したと報告した．その化石は，**アルディ（アルディピテクス・ラミドゥス；ラミダス猿人）**と名づけられて紹介され（図1-2，日本経済新聞，2009），最近まではこのアルディが最古の人類化石とされていた．し

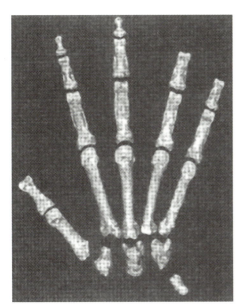

図1-1　ルーシーの手
化石から合成されたルーシーの骨で，背側からみている．一部欠損している部分もあり，手の機能のすべては語れない．
（藤野他訳，2005．「手の五〇〇万年史」p33 より引用）

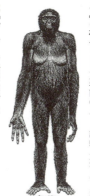

図1-2　ルーシーからアルディへ
（日本経済新聞：2009年12月18日：朝刊より）

かしながら2016年の初めに，驚くことにアルディより，さらに倍に近く古い800万年以上の前のヒトの人類学的な痕跡が発見されたという学術的な発表が報じられた．

このように，今から800万年以上前から二足歩行が可能になっていたことが判明されている．それは，言いかえると800万年前には手は三次元的な運動・作業空間を得ていたことになるわけであり，ヒトの思い・願いを表現する（ものに創り上げる・製作する）道具としての機能が芽生え，狩猟道具や武器（簡単なこん棒など）を造ることをしていたとも推察される．これは，"**思考の効果器**"としての，また道具としての手の役割・機能の始まりといえる．これにより人は生活のあらゆる面で発展しうる基盤を作ることができたともいえる．

ここで，あらためて思考の効果器（思い・願いを表現する道具）としての手の機能を考えてみたい．

1.2　手の機能：指の機能的役割区分と5つの手の機能

ヒトは，二足歩行を獲得し，前肢が自由になったとき，道具としての手で"思い・願い"を自由に表現することができるようになった．そして，その思い・願いは無限の広がりをもつ可能性を得たことにもなった．

その最も大きな可能性（機能）は，食物を得るための道具としての"手の誕生"と考えられる．同時に，その手は食物となる動物の狩猟道具を造る道具にもなった．そして，狩りに行き，造った狩猟道具を使って（操作して）食料を獲得することができた．しかし，その獲得した食料を横取りする者もでてくる．そこで，獲得した食料を外敵から守るために簡易的な武器も造る必要があった．このようにして，手は道具として"新たな道具"を生み，その造られた道具を操作し，生活レベルを安定・向上させていったといえる．このような手の機能は，原始的（初期的）なものではあるが，同時に現代の人間社会にも生きている手の重要な機能（役割）でもある．

さて，この手の道具としての機能を理解するためには，その予備知識として指digitsの**機能的役割区分**の理解が必要と思われる（新潟大学医学部整形外科学科編，1972）．そこで，はじめに手の機能的役割区分について整理し，説明する．さらに，5本の指にちなん

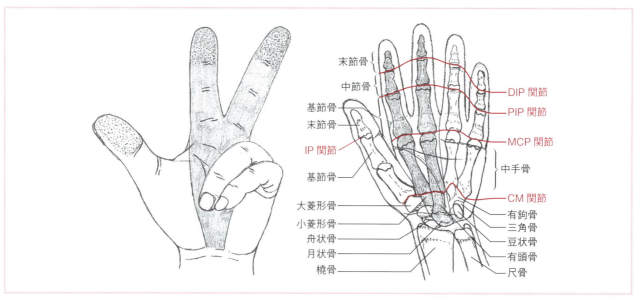

図1-3 手の指（digits）の機能的役割分担
3つの役割区分（橈骨動的区分，中央静的区分，尺側動的区分）は，それぞれ単独でも，互いに協力し合っても作用する（働く）．手は，神経・筋・骨格系に支えられ，意志が宿ったとき生命を得る．
橈骨動的区分（第1区分）：母指列
中央静的区分（第2区分）：示指・中指列
尺側動的区分（第3区分）：環指・小指列

表1-1 手の指の機能的役割区分

区分	機能	そのほか
橈側動的区分 （第1区分：母指列）	繊細な知覚機能をもつ．対立運動（把握動作）の主役	把握動作に不可欠で，IP・MCP関節の可動性が低くても知覚機能が正常であれば機能性は高い．TMC関節の十分な可動性は必要
中央静的区分 （第2区分：示指・中指列）	対立運動（つまみ動作）の相手役と近位からの力の伝達，またアーチの基盤	第2CM関節は多少の動きがあり，第3CM関節の動きはない．示指のDIP・PIP関節の可動性が低くても機能する．また1指欠損は問題ない
尺側動的区分 （第3区分：環指・小指列）	力の主役で遠位横アーチの増減に関与し，MCP・PIP・DIP関節は十分な可動域が必要	にぎり動作・対立運動（カップを握る動作など）には，第4・5CM関節の十分な可動性が必要

だ"手の5つの機能"の理解につなげたい．

1.2.1 指の機能的役割区分

手の5本の指digitsの機能的役割区分の理解が，この章で掲げた"手ってなんだろう？"の理解の第一歩になると考える．

手の指の機能的役割区分は，**図1-3左**に示したように**橈側動的区分（第1区分：母指列）**，**中央静的区分（第2区分：示指・中指列）**，そして**尺側動的区分（第3区分：環指・小指列）**の3つの機能的な役割区分に分けることができる（**表1-1**）．この機能的区分の分け方の基準は，これらの指の最も近位の運動基盤である中手骨と手根骨間が成す手根中手関節（以下，CM関節）の可動性に由来しているといえる（**図1-3右**）．この手の指の機能的役割区分は，筆者らが日々の活動の中の，手の動作・作業における指の機能的な役割分担に注目して定めた5つの手の機能的分類での考え方とも一致する．そこでまずはCM関節の可動性を基準とした，指の3つの機能的役割区分について順次説明したうえで，次項で筆者らの考える5つの指の機能的区分を紹介したい．

❶ 橈側動的区分 dynamic radial part

この**橈側動的区分**は，それ自身が**指 digits** の中でも**母指 thumb** そのものを示している．母指は，ヒトが二足歩行を獲得したことで前肢が新たな可能性と大きな役割をもった指として生まれ変わったものといえる．

実際，二足歩行は，前肢（手）の機能・役割を大きく変化させ，進化（発展）させていったが，母指の存在は手としての機能を無限に広げることになった最も大きな要因でもある．母指の機能的な役割は対立運動をほかの手指とともに演じることであり，これが把握動作の確立につながったといえる．同時に，母指がもつ大きな可動性は非把握動作（お盆を支えるなど）でも活躍することにもなる．

手（母指）の対立運動とは手の運動において，母指がほかの手指に向かい合う運動・動作をいう．

手（母指）の対立運動を演じる主役は，鞍関節である**第1CM関節**（大菱形中手関節 trapeziometacarpal joint．以下，**TMC関節**）の2つの運動面と，この関節を支える靱帯の"ゆるみ"によって可能となる分廻し運動を加えた三次元的な運動であるということができる（これらについては，「第Ⅴ章 母指を知る！」で詳しく述べる）．

対立運動には，母指の運動基盤であるTMC関節が鞍関節としてもつ2つの直行する運動面における動きの合成運動である分廻し運動を伴っている．そして，母指が他の4つの手指（指腹）と空間で対面していることを条件として成り立つ．また，対立運動では第1中手骨が大菱形骨上を回旋するといわれている（武田他訳，2013；Napier，1955；Eaton et al, 1969）．手指の対立運動の中でも，**示指 index finger** と**中指 middle finger** の構成する中央静的区分と母指との対立運動は，中央静的区分の安定性が著しく高く，精密な巧緻性を必要とする手の作業・動作（機能）には不可欠である．特に，普段われわれがそれほど注意を向けていない"つまみ動作"において中央静的区分（示指・中指）は非常に重要な運動基盤であり，つまみ動作の安定性を担っているともいえる．ただ，この運動基盤だけで手の巧緻動作が可能になっているわけではなく，陰でこれら運動を支えているさまざまな機能があることは忘れてはならない．それは，われわれが成長する中で学習されたさまざまな知覚・感覚情報や高度に発達した識別覚などの感覚・知覚・認知機能である．また，それらの情報を受け取り，脳から指令を受けながら動作時に随時関節運動の調整をしている筋の作用も忘れてはならない．

それでは次に，精密動作：つまみ動作を支える中央静的区分について説明する．

❷ 中央静的区分 static central part

中央静的区分は，手の中央部に位置する2つの手指（示指・中指）で構成されている．この示指・中指は，手部で第2・第3中手骨が手根骨（小菱形骨と有頭骨）と平面関節を構成し，連結している．そして，この2つの中手骨と手根骨の成すCM関節では，ほとんど可動性はないといわれている（嶋田他監訳，2012）．しかしながら，読者の皆さんも簡単に確かめることができるように，第2中手骨と小菱形骨が成す第2CM関節は多少他動的な動きをもっている．多少ではあるが，手になんらかの負荷がかかったときはこの他動的な動きが力の吸収を助け，安全を保っているといえる．実際には7〜13°の屈曲運動（現象）がみられるともいわれている（Youm et al, 1978；Batmanabane et al, 1985；矢﨑，2005；嶋田他監訳，2012）．

一方，第3中手骨と有頭骨で構成される第3CM関節ではほとんど動きがない．そして，手関節を構成する手根中央関節でみてみると，第2・第3中手骨が中心となり，遠位手根骨列と一つの塊を形成するように手根中央関節の関節頭を構成していると考えられる．このような立場からも，この中央静的区分は一つの塊として安定していることが理解できる．したがって，第2区分は手の静的部分であり，手の作業・動作の機能的な安定性を保つ役割を果たしているといえる．こうした機能的役割については，「第Ⅲ章 手関節を知る！」の項で詳しく説明を加える．なお，橈側動的区分（母指）と同様に，中央静的区分も精密作業を担うことから，運動基盤のみならず高度な感覚機能・筋機能が存在するといえる．

❸ 尺側動的区分 dynamic ulnar part

尺側動的区分は尺側の環指・小指で構成されている．

この2つの手指は，第4・第5中手骨と手根骨（有鉤骨）が成す鞍関節の亜型としての関節構造をなしており，可動性をもつ（武田他監訳，2013；Batmanabane et al，1985；矢﨑，2005）．鞍関節の亜型である第4・第5CM関節は，ほかの中手骨を含め横並びに構成されているために側方への動きは著しく制限され，鞍関節の亜型とはいえ，2つの直行する運動面での動き（屈曲・伸展，外転・内転）は明確でなく，その一つである屈曲・伸展方向への動きが主である．ただ第4・第5CM関節では，単独で動き・運動が行われることは少なく，手を使用する中でほかの動き・運動とともに生じる"現象"として捉えるべきと考える．それは，これらが間接的に影響を及ぼす遠位手根骨列は**遠位横アーチ（MCP関節アーチ）**を形成する中手骨と関節を構成しているため，にぎり動作などにおいては母指・手指の運動（対立運動）とともに第4・第5CM関節の運動が起こるからである．また，第4・第5中手骨は内側に傾き（回外方向への傾き）をもつため，屈曲運動とともに環指と小指は母指と向き合うことが容易になる．言いかえると，第4・第5中手骨の成すCM関節の動きが消失すると，母指と向き合うことがむずかしくなり，手で最も重要とされる対立運動の一つである，にぎり動作が困難となってくる．母指は対立運動に不可欠ではあるが，この尺側動的区分の可動性も必要不可欠なのである．特に，ゴルフや野球のボールなどを握るような動作での運動調整には，尺側動的区分での屈曲現象は非常に重要となる．

以上のように，手（指）は3つの**機能的役割区分**に分けることが可能である．この指の機能的役割区分の理解は，次に述べる5つの手の機能の理解には不可欠であるので，これらを心にとどめてほしい．

では次に，手の5つの機能について説明する．

1.2.2　5つの手の機能

筆者らは，手の5本の指digitsにちなみ，5つの**手の機能**を提示する（矢﨑，2010）．

5つの機能とは，①**道具としての手**（造る手），②**道具を操る手**（操作・操縦する手），③**探る手・みる手**，④**伝える手**（意志・表現・伝達する手），⑤**支える手**（支持する手）である（**図1-4**）．最後の「支える手」は，

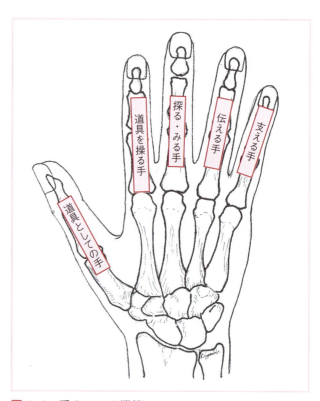

図1-4　手の5つの機能
5本の指digitsにちなんで5つの手の機能とした．

手のみではなく，上肢全体を含め考える必要があるので，手の機能的分類に加えるのは無理があると感じる読者もいるかもしれないが，ここでは加えたうえで（矢﨑，2005），これらについて筆者らの考え方について述べる．

❶ 道具としての手（造る手）

「**道具としての手**」は，二足歩行によって自由を得た手がそれ以前の前肢としても，単純なものではあるが持ち合わせていた機能を発展させたものといえる．したがって，前肢のもつ潜在的能力の拡大と充実，あるいは類人猿がもっている基本的かつ単純な機能の多様化ともいうことができる．それは，人間にとって原始的かつ基本的な手の機能の確立であったと考えることもできる．

「道具としての手」は，現在も日々われわれが生活を送っていくなかで欠くことのできない重要な手の機能の一つである．この「道具としての手」の機能は，持つ（にぎり・つまみ動作を中心とした把握動作），押さえるという最も基本的な要素動作が基盤となっている．

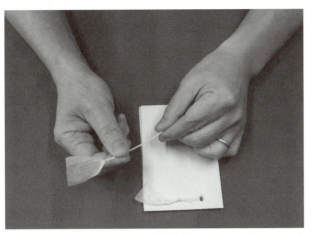

図1-5　道具としての手の例（動的使用法：つまみ動作）
紙縒りを作る．

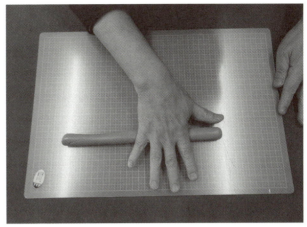

図1-6　道具としての手の例（静的使用法：非把握動作）
紐作り

　ここで，**要素動作**について説明を加えておく．一つの作業はその流れの中で簡単な動作（要素動作）がつながり，組み立てられている．ペンではがきを書く作業を例に挙げて説明しよう．

　この作業は，はがきを用意し，机の上に置くことから始まる．もし引き出しの中にはがきがしまってあれば，まず引き出しの取っ手を握り，それを引くことから始まる．ここですでに，にぎり動作，そしてそのにぎり動作を維持し，引き出しを引く動作と続いている．このように場面を追っていくと，さまざまな要素動作が連続的に起こり，つながることで，作業が成り立つことが理解できる．一連の動作から一つの動作場面を取り出し，基本的な動作に分けることができる．この基本的な動作を要素動作という．言いかえると一つの作業はさまざまな要素動作の構成によって成り立っていることが理解できる．したがって日々の生活の中での手の作業は要素動作の合成によって成り立っているのである．

　「道具としての手」の機能に話を戻そう．二足歩行を獲得したヒトは，母指がほかの指に対して対立位になることができるようになったことで（**対立運動**の獲得），両者の動的な作用により要素動作は機能の広がりをもつことができた．その結果，「道具としての手」が確立していったと考える．このように，「道具としての手」は母指・手指の動き・運動が伴う動作（動的な作用：対立運動）が基本である．そのようなことを考えると，筆者が子どもの頃，出来映えを競い合った紙縒りつくりを思い出す．紙縒りとは，薄い和紙やティッシュペーパーなどを母指と示指・中指ではさんだまま，ねじって作るものである（図1-5）．よって，動的な道具としての手を理解するにはよい例と考える．また，この紙縒り動作（作業）は，針の穴に糸を通すときに縒って糸の先を細くする手作業のように非常に巧緻性を必要とするものである．そのほか，臨床場面で多く行われているペグボードを用いた作業で，細いペグを母指と示指・中指ではさみ，転がす動作もその例の一つである．ペグの代わりに粘土・セラピィパティを使用すれば紐作りにもなる（図1-6）．ただ，これらを観察すると，手指そのものが動的に作用しているもの（図1-5）と一定肢位で保たれながら作用しているもの（図1-6）があることに気がつく．このように道具としての手は，指が動的に作用しながら道具としての機能を果たすものと，指を静的な肢位に保ちながらその機能を果たしているものとにも分けられ，手の機能の複雑さがうかがえる．

　このように，手そのものを一定の肢位に保ち，上肢全体を使って動かす（非把握動作）ことによって道具としての機能を果たす静的な作用もある．このような作業形態の例には，身体を支える，何かを持つ，さらにはシーツを引きのばす，テーブルなどの上で粘土などを転がして棒状の紐を作る（図1-6）などがある．

　また，ハイキングに行って，のどが渇き休憩を取って静かな渓流で冷たい水を飲むときの，"水をすくう器"としての手も道具といえる．

　この水をすくい飲むという動作は，両手ですくうことが多く両手動作である．ただ，少しの水を飲むとき

や片手しかあいていないときは片手で水をすくい，口に持っていき飲むこともある（図1-7）．

このような動作から考えると，道具としての手は片手動作と両手動作にも分けることができ，手の道具としての静的な作用にはいろいろな可能性がある．

ただ，片手動作か両手動作かということを考えてみると，両手動作で手が道具として働くときは，日々よく行われているペットボトルのふたを開ける動作などでは静的な作用と動的な作用を同時に使い分けていることも多い（図1-8）．そして，静的使用では同じ目的・動作で手が使われることが多いが，動的な使用では左右の手はそれぞれ異なった目的（役割・機能）で使用されることも多いようである．

なお，「道具としての手」をみるときは，動的・静的な作用のみをみるのではなく，その機能を陰で支えている感覚機能・筋機能の存在も認識していなければならない．すなわち，感覚機能を利用したフィードバック機構こそ巧緻性をもった優れた道具としての手の機能を支えていることを忘れてはならない．

❷ 道具を操る手（操作・操縦する手）

今日までに，「道具としての手」が思考の効果器としての機能を果たしてきた．その結果，さまざまな道具・機器が造り上げられ，われわれも日々それらを使用（操作・操縦）していると思われる．そして，それら道具・機器を操作し，さらなる創作活動も続けられてより優れた道具・機器が生産され，発展してきている．「道具を操る手」の機能は，これまでに造られたさまざまな道具・機器を操作・操縦することであり，これが，手の2番目の機能である．そして，ここにも思考の効果器としての手の役割があると考える．道具・機器の操作・操縦は思考のもとで行われるからである．

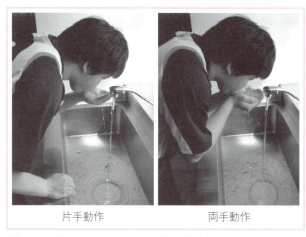

図1-7 道具としての手（非把握動作）の例
水を手ですくって飲む動作は片手動作と両手動作に分けられる．

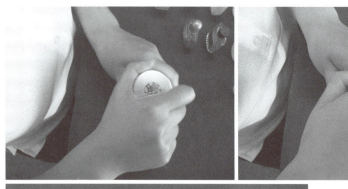
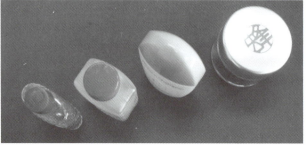

図1-8 道具としての手の例：両手動作での役割分担（把握動作）
静的な役割（本体の固定）
動的な役割（ふたを開ける）：このふたは大小かつ形のちがいがあり，手はそれぞれに対応して作用する．

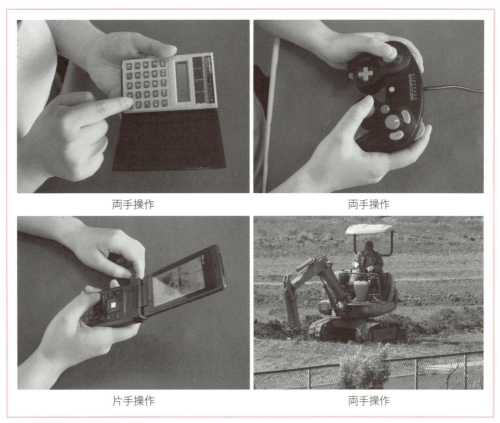

図 1-9 操作する手（操縦する手）
両手・片手操作（把握動作と非把握動作）

　今日，われわれの周りではさまざまな道具・機器をみることができる．そして，それら道具・機器の操作・操縦の方法（形態）はさまざまである．そのような中で，どのようなところでも，また最も多く目にするのが，子どもから大人まで幅広く使用している携帯電話・スマートフォン，ゲーム機であり，これらを扱う手が日常で身近にみることのできる"操作する手"であろう．この「操作する手」も，「道具としての手」と同様に片手操作・両手操作に分けることができる（**図1-9**）．また，「操作・操縦する手」は直接機器を操縦するものと他の道具・機器を介した遠隔操作も含まれ，手の機能がより拡大していることがわかる．

　さて，この「操作する手」も，一連の動作を分割すると，その手の基本的な運動様式（要素動作）は"にぎり動作，あるいはつまみ動作"に大きく分類することができる．ここで，「1.2.1 指の機能的役割区分」で述べた，手の機能的な区分の理解が必要になる．

　日々の生活の中で多くの場合，基本的には手全体が一つの目的動作を行っている．しかしながら，その一つの目的動作であっても，手そのものは要素動作の組み合わせによって行っているのが，ごく普通である．それは，すでに説明してきた手の機能的な役割区分を再度思い浮かべれば理解できる．すなわち，指それぞれの機能的な役割は異なっており，動作の中でオーバーラップしながら作用しており，動作を細かく分けることで一つひとつが要素動作で構成されていることからも理解できよう．そこで，「操作する手」が行う一つの目的動作における要素動作の構成について，携帯電話を操作する動作を例にして触れておく．

　われわれが，携帯電話を操作するとき，特に片手動作で操作する場合は，尺側2指と母指球（母指の第1CM関節の働き）で携帯電話を保持し，中央静的区分である示指と中指でそれが落ちないように支えるように働くことが多い．携帯電話の操作は母指によって行われる．このように携帯電話を使用するという目的動作では，手は携帯電話を保持（把持：要素動作）し，その携帯電話を支え（補助する：要素動作），そして母指で携帯電話を操作する（母指で目的のボタン：部分などを押したり，動かしたりする．これらすべては要素動作である）．このように片手での実質的な携帯

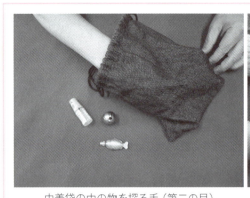
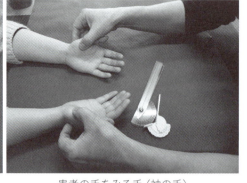

巾着袋の中の物を探る手（第二の目）　　患者の手をみる手（神の手）

図1-10　探る手・みる手

電話の操作を可能にするために，母指以外で携帯電話を保持し，支え，操作を可能にしていることが理解できる．これを3つの機能的役割区分からみてみると，片手動作ではそれぞれの区分が異なった機能を果たしながら一つの目的動作を可能にしているといえる．この目的動作を詳しく動作観察すると，数々の要素動作の構成（組み立て）によって成り立っていることが理解できる．

一方，両手動作での道具・機器の操作・操縦の代表的な作業例はセラピストも日々行うことの多いパソコンの操作であろう．そのほかの例として，ピアノを弾く，テレビゲームや模型飛行機・おもちゃの自動車などの操作もこれに分類されるものである．これらの作業・活動を観察してみると，手の左右で異なる運動・操作を行うことが多いことに気づく．このように，両手での道具・機器の操作・操縦では，左右の手がそれぞれの目的をもって機能を果たしていることも理解できる．両手動作においても，数々の要素動作の組み合わせによって作業が成り立ち，同時に左右の手により異なった要素動作が行われているのである．

以上のように，操作（操縦）する手は，よりいっそう手の使用範囲を拡げ，その機能性を高めていることが理解できる．

❸ 探る手（みる手）・治す手

「**探る手**」には，ここでの表題にみられるように，その目的から大きく2つに分けることができよう．一つめは単に何かを探る（探す）手である．この目的動作に分類されるのは，手が**第二の目**としての機能（役割）を果たす動作・活動が多いと思われる．そして，この機能が働くためには手のさまざまな感覚・知覚・認知機能の働きを切り離して考えることはできない．なぜなら手の動作において指の動きは非常に重要ではあるが，手が直接目的物に触れることによって，触覚・圧覚・温度覚などから得られる情報が受容され求心性神経によって運ばれ，それぞれの中枢性機能によって解釈されることで目的動作とするものが得られたか（把握されたか）が確かめられるからである．

このことがわかりやすい例として，ポケットの中など，その内側を直接視覚的に確認できないところから内容物（目的物）を取り出す動作を考えるとよい．このときの手が「探る手」である（図1-10）．

2つめの「探る手」はわれわれが日々患者を"みて"いる中で，なんらかの訴えを抱えて医療機関に来た人の訴えを「探る手」であり，これは**みる手**（見る・観る・視る・看る・診るなどの意味を含む）ともいえる．「探る手・みる手」そのものに感覚・知覚・認知機能の働きが重要であることは否定できない．基本的に「探る手」の延長上に「みる手」（診る手）があり，大きな差はなく，目的動作を遂行するために感覚機能が進歩してきたといえる．したがって，作業・活動の目的，その重要性などによって進歩の方向性が大きく異なるため，運動の機能的な役割にも変化が起こるように思われる．しかしこの根底にあるものは，"第二の目"としての手の非常に重要な機能である感覚機能の活躍で，「優れた手：みる手」は感覚機能が重要な支えと

なる。そこで、これら2つの立場からこの「探る手」「みる手」を考えてみたい。

■ 探る手

「探る手」は、先に述べたように第二の目である感覚機能を最大限活用して、その機能を果たすものである。簡単な例ではあるが、われわれが店先で商品を買うときや駅で目的地までの切符を買うときにポケットの中の小銭を探る行為、携帯電話や化粧品などの目的物をバックやカバンの中から探すときなどの行為（機能）がそれである。これらは、直接目的物をみることはできず、視覚による確認はできない。しかしながら、手の感覚機能・運動機能を使うことで、それまでに学習され記憶された脳の中の情報を照合して、目的物の存在を探索、確認し、選択的に取り出すことができる。

そのほか、夜中に起き、暗闇の中で、手さぐりの動作で壁のスイッチを探しだして押すことなども、この探る手によるものである。このように、日々の生活の中のさまざまな場面で知らず知らずのうちに活用している機能ということができる。この探る手は、手の第3の機能と考える。

■ みる手・治す手

「みる手・治す手」は、医師の仕事に大きく関係し、臨床における重要な手の機能である。この「みる手」の機能を身につけることは、名医としての第一歩とも言えそうである。ときに、患者は医学的な悩みを抱え、悩む中でやっとたどり着いた医療機関で、信頼することのできる医師と出会えたとき、その医師のわざを"神の手"と表現することがある。このよき医師のやさしい触診などによる診察（検査・評価）の結果、その疾患の寛解・回復への光（道）が示されたときに思わず表現される患者の言葉（思い）であろう。これは、われわれセラピストも徒手療法を施行した結果、大きな機能的な変化をもたらすことができたときなどに患者やその家族から聞く言葉である。

突然の脳血管障害の発症により将来への希望が完全に崩壊した患者に出会うとき、彼らは生きていく力を完全に失っているほど落ち込んでいることが多い。そのような状態にあるときに行われる手の治療訓練の場面で時折みられる光景であるが、脳血管障害により麻痺し発症後まったく動くことのなかった手指が、ファシリテーションテクニックやなんらかの徒手療法の施

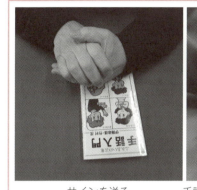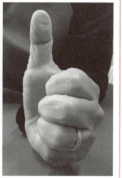

| サインを送る | 手話（男・友達を意味する） |

図 1-11　伝える手

行により、突然動き始めるのをみた患者やその家族が"神の手"と発するのである。ただ、これはすべて患者の願い・努力から生まれる言葉であることを忘れてはならない。

話は、元に戻るが、「みる手・治す手」とは手の高度に発達した感覚機能を巧みに利用する、長い間の鍛錬の結果得た技術・手技といえる。ただ、「探る手」とは異なり、視覚的には確認しつつ、目的とする治療的身体変化を手の触覚・圧覚・温度覚などの機能を使ってもたらすことが多いと思われる。これは"セラピストとしての手：第二の目、あるいはみる手"と考えてもいいのではと考える。

この「みる手」は生体のさまざまな変化を知るための"道具としての手"であると考えても間違えではないと思われるが、本書では「探る手」の一部とした。

次に、「伝える手」について話を進める。

❹ 伝える手（意志・表現・伝達する手）

手は、人間社会での情報の伝達手段の一つである言語機能の補助・代用として、コミュニケーションの道具ともなる。手は個人の思いや願いを相手に伝える道具（媒体）ともなるし、野球におけるサインやバレーボールのセッター役の選手からの次の攻撃方法を相手にわからないようにチームメンバーに伝えるときの手のサインのように、一般的な情報を三次元的な空間を利用して遠くに伝えることもある（図1-11 左）。伝達が成り立つためには伝達相手の視覚的機能が重要になる。そのほかにもパントマイム・ジェスチャー、舞踊・ダンスにおける手の動きなど、手は何かを表現す

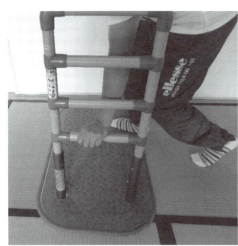
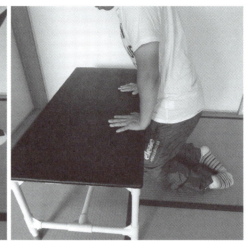

図1-12 支える手
立ち上がり動作における支持作用

るときの重要な部分を担うことも多い．こうした「**伝える手**」の機能は大きく，型にはまった一定の条件下（約束ごと）で会話として考えや思いを伝える機能（手話など）（図1-11右）と，一定の条件（約束ごと）はなく，会話の中で何かを表現する機能や相手に直接触れる動作（しぐさ）を介して自分の思いを相手に伝える機能とに分けられる．この個人の思いや願いを他の人に伝える手は，手話などとは異なることは理解できると思われる．すなわち日々の生活の中で他者に気持ちを伝える手は，形式にのっとった情報伝達の形にはまらず，その場での状況に沿って形を順次変化させながら伝達させることのできる万能機能をもっているといえる．

繰り返すが，形式にのっとった伝える手の代表が手話であり，形式にとらわれないものとして人と人の会話における身振り手振りなどがあり，2人の間での意思の伝達に手は活躍する．

このように考えると"手話"は「道具としての手」の機能の範疇に入れることもできよう．手話は聴覚障がいのある者にとっては必要不可欠な道具で，それを手が担うからである．ただ本書では「伝える手」として分けて考える．

❺ 支える手（支持する手）

「**支える手**」は，揺れる電車・バスなどの車中でドアや壁に手をあて，自らの身体の安定性を保ち支える機能である．これは，普段われわれが，座った状態から立ち上がるときによく行う手（上肢）の動作でも使われる機能であり，手は一定の肢位を保ちながら静的に使われることが多い（図1-12）．

この「支える手」は，指の本数にちなんで5つの手の機能を考えたため，少し強引な機能的分類であるかもしれない．身体を支えるときは，手のみではなく，上肢全体が使用されることが多いからである．また冷静に考えると「道具としての手」の範疇に入れてもよいのではとも考えられる．ただ，本書では一つの手の機能として取り上げてみた．極端な場合ではあるが，鉄棒などに鉤のように手指を曲げ，ぶら下がる（フックグリップ）のも，この支える手の機能による動作として考えるといいのではないだろうか．しかしそれならばロッククライミングなどの，岩に鉤のように指をひっかけて岩壁をよじ登るような活動（スポーツ）も「道具としての手」の機能の例ではないかと指摘されると，反論はできない．

以上，少し強引な点もあるが，筆者らが考える5つの手の機能的分類について説明をしてきた．すでに読者はお気づきと思うが，実のところ，これら5つの機能のほとんどが「道具としての手」に行き着き，そして「道具を操る手」となる．

次に，それら5つの機能を支える運動学的な側面を説明していきたい．

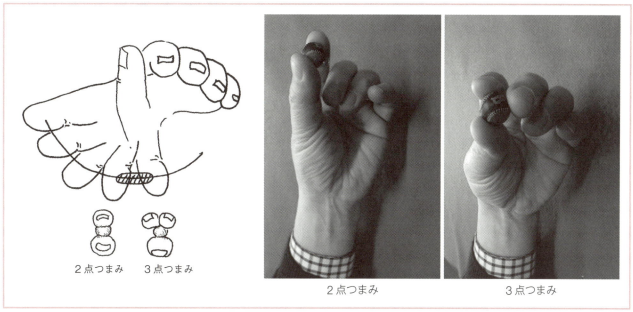

図 1-13　母指の対立運動と把持肢位
橈側外転位からTMC関節を軸に最大外転位を保ちながら小指までたどり着くのが分廻し運動である．したがって母指の掌側外転位から小指にたどり着く運動域は対立位という．さらに，2点・3点つまみ動作における肢位を対立運動の中でも特に把持肢位という．

1.2.3　5つの手の機能を支える"対立運動"

　前項では"5つの手の機能"について説明してきたが，それらすべての機能の運動学的な支え（基盤）には，"**対立運動**"が存在することを随所で指摘してきた．この対立運動については，手指や母指などの章で詳しく述べるが，ここで簡単に説明を加えたい．

　「道具としての手」や「道具を操る手」の多くは"つまみ動作・にぎり動作"という2つの基本的な把持様式が使われていることが多い．そして，これらの把持様式の基本的な運動様式が母指と4つの手指が相対する運動様式である対立運動が基盤となっている．一方，身体を支持したり物を支えたり，持ったりする非把握動作においても，手を開いたり，閉じたりするため，その基本的運動様式は対立運動の延長上にあるといえる．

　この対立運動を母指と示指，あるいは母指と示指・中指で行う2点・3点つまみを意味していると思い込んでいる人も多い．しかし，この2つのつまみ動作は，把握動作の一つではあるが，対立運動のごく一部である．また，2点・3点つまみなどの限定された母指の肢位を把持肢位という（**図 1-13**）（日本整形外科学会他監，2014）．すでに，述べてきたように物を支えたり，持つことも，本質的には対立運動である．

　つまみ動作は，理論的には手掌を使わず，母指・手指の指腹や指尖によって行われる把持様式である．これを聞くと少し違うのではないかと思われる読者もいるのではないだろうか．もちろん，これだけが手の基本的な運動様式ではなく，ボールを握る，握手をするなども手の基本的な運動様式であり，手の動作である．これらは，"にぎり動作"といい，手掌も含めた把握動作である．そして，このボールを握る動作も母指とほかの手指がお互いに相対する対立運動がその基盤にある．また，金づちやフライパンを持つのも運動様式は異なるが，にぎり動作である．そして，これらの動作を注意深く観察すると，この道具の操作・保持も基本的には対立運動が基盤となっていることが理解できる．

　繰り返すが，心にとどめて置いていただきたいことは，物を支える・持つことも，そして前項で「道具としての手」として挙げた手掌そのものを凹状に保ち，そこに水を入れて飲むような手の動作・肢位も，形状を作る基本的な運動様式は対立運動であるということである．

　このように観察していくと，ほとんどの手の動作の基本的な運動様式の基盤が対立運動であることが理解

でき，対立運動の重要性を認識させられる．

　以上，手について述べてきた．読者には，知識の確認ができたと思われるが，ここで簡単にまとめる．

　手は，5つの機能的な役割がある．それは動きの中では"つまみ"と"にぎり"という把握動作であり，静的には"支える"，"押さえる"などの非把握動作である．

　この2つの動作は，日常生活では常に入り混じって使われる．時に，一つの手の動作の中で同時に行うこともある．この2つの正反対の動作においても，手の基本動作である対立運動が主体である．この対立運動は，母指が主役であるが，そのほかの手指がなくては動作としては成り立たない．そのようなことからも，この対立運動が手そのものの機能であり，手の5つの役割を理解するには不可欠である．

　手の役割を，少し強引ではあったが，5つに分類した．ただ，これらは手のさまざまな機能を含んでいるともいえる．これら役割の中でも"道具としての手"は原点であり，そこで生産されたもの（道具）を操作することによって，長い年月を経て，高度な文化を築き上げてきたといえる．

　再び，道具としての手，操作する手の2つの役割を考えると対立運動に戻る．

　手のすべての基盤は対立運動であり，手の機能的役割の理解には，対立運動の理解が必要である．本書は対立運動を理解し，手そのものを学び，理解するものである．

　さて，この章で手の基本的な機能とその役割は理解できたと思われる．いよいよこの本の本題の"手の運動を学ぶ"に入るわけである．しかし，本題に進める前に読者の皆さんと約束事をしておかなければならないと思う．

　その約束事とは，この本で使用されている基本的な用語の意味の確認（定義づけ）である．それは，この本の内容を理解するためには不可欠と考える．そこで，次の第Ⅱ章では，第Ⅰ章ですでに使われている用語も含めて，一つひとつ用語について説明する．

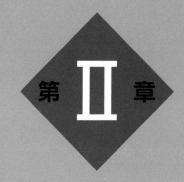

この本を理解するための基礎知識

●本書で扱われる主な用語

運動 movement
動き motion
　振り swing
　回旋 rotation
　分廻し運動 circumduction
動きの要素 component motion
　すべり sliding
　ころがり rolling
　ひねり spin
　ひらき（開離）separation/distraction
現象 phenomenon
関節運動の効率化
生理的共同運動
靱帯性腱鞘・支帯
共同筋と協同筋
凹凸の法則
閉鎖肢位と開放肢位

はじめに

本章では，本書を読むにあたっての予備知識として，基本的な用語の意味について確認する．

すでに，第1章でも"**運動 movement**"や"**動き motion**"という用語は出てきているが，あらためてこれらの用語を整理して定義したい．また，それらに関連する用語についても本章で紹介し，説明を加える．

運動学は，日々の生活の中での作業・活動における**滑膜性関節** synovial joint（以下，関節）の運動・動きを理解する学問である．そして，関節運動を理解することは運動・作業の理解であり，そこで働く筋活動の理解でもある．

さて，関節は，**複関節**と**単関節**に分けることができる（矢﨑，2005）．複関節は，各関節包内に3つ以上の骨をもつ関節であり，複数の関節を構成する（肘関節など）．一方，単関節は一つの関節包内に2つの骨で構成されている関節をいう．いずれも，さまざまな方向の動きが可能である．ただ，関節運動には視覚的に確認できるものとそうでないものとがある．視覚的に確認できる関節運動には，**振り swing** と**回旋 rotation**がある（片岡，2014a；MacConaill et al, 1969；Williams & Warwick eds, 1980）（図2-1）．振りと回旋の動きを合成すると**分廻し運動 circumduction**が可能となる．

外から視覚的に確認できない動きとして，それぞれの関節を構成する骨と骨の間で起こる関節包内での動きがあり，**副運動 associate motion**，あるいは**動きの要素 component motion**といわれている．視覚的に確認をすることは不可能ではあるが，セラピストが関わる治療訓練（関節包内の骨に直接加えられる徒手療法も含む）では，この関節包内での動きが存在することも理解していなければならない．これら関節包内の動きを，本書では動きの要素 component motion とよぶ．この動きの要素には，**ひねり spin**，**すべり sliding**，そして**ころがり rolling**がある（武田他監訳，2013；矢﨑，2005；片岡，2014a；Williams & Warwick eds, 1980；塩田訳，2014）．

また，靱帯の構成によって関節の動きは方向づけられるが，靱帯に"ゆるみ"があることで関節は生理的動揺性をもち，関節での相対する関節面が開くこともある（ひらき：開離 separation または distraction という）．靱帯のゆるみの存在により外力によって（徒手的に）動きの要素を再現することが可能である．

ここでは動きの要素の一つひとつの用語について，その基本的な意味を明確にし，さらに事例を用いて，説明を加えていく．

筆者は，若いころは筋電計を用いた運動学的な基礎研究をしていたのだが，にもかかわらず，その頃は動きと運動の違いや**現象 phenomenon**の意味を十分に理解していたとはいえなかったし，それゆえに臨床でも患者の抱える問題は何なのかを明確にしきれなかっ

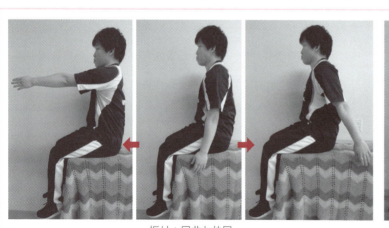
振り：屈曲と伸展

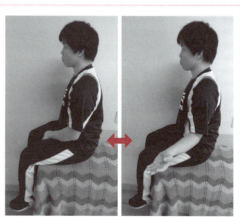
回旋：外旋と内旋

図2-1 視覚で確認できる関節運動の例：振りと回旋

たこともある.

　先に述べたように，視覚的に関節運動を表現するのならば振り（屈曲・伸展，外転・内転など）と回旋（外旋・内旋，回内・回外など）の2つである．これらは臨床において屈曲運動，伸展運動と表現されることも多い．ただ，運動 movement と動き motion は異なるので，運動と動き，さらに動きの要素を整理して順次説明していきたい．そして，一般に見られる動きや運動様式，さらにそこで働く筋について説明する．

2.1　運動 movement

　運動 movement に対し，大きく分けると2つの捉え方がある．一つは，長軸上に複数関節にまたがり，上肢全体（体幹・下肢を含め），あるいは身体全体を巻き込んで行う目的動作をさし，日々の多くの動作・作業がこれに当てはまる．そのため，動作や作業は作業療法士の中では作業や活動，一方，理学療法士の中ではパフォーマンスと表現されることも多いが，ほぼ同一の意味で使用しているといえる．

　例えば，ボールを投げるなどの動作・パフォーマンスでは，長軸に沿って肩関節，肘関節，手関節など複数の関節が同時にそれぞれの役割・必要に応じて動き，作用し，体幹や下肢がその動作・パフォーマンスを支え成り立っている．

　もう一つは，外見的（視覚的）には一つの関節運動としてみえるが，肩関節（複合関節）や肘関節・手関節（複関節）の運動のように，2つ以上の動き（屈曲・伸展，外転・内転，回旋など）が同時に起きていて空間で行われる関節運動を運動とよぶ．

　肩甲上腕関節や肩鎖関節などの複数の関節から成る肩関節の運動は，単に肩甲上腕関節のみの運動ではなく，肩甲骨や鎖骨の動きを巻き込んだ複数の関節（複合関節）による動作であるので，これを運動として理解するのは容易にできるだろう．一方，肘関節や手関節のように一つの関節包内でいくつかの関節によって構成される複関節は，その関節包内の単一の関節での動きではなく，構成するすべての関節がそこでの関節運動に関与し，関節運動が成り立っている．つまり，複関節の運動は構成する関節包内の動きの要素（ひねり，すべり，ころがり）の合成であり，その結果，三次元的な関節運動が起こっているといえる．少し理解しにくいと思われるので，もう少しこの複関節での運動について説明を加える．

　複関節での関節の動きを"運動"として表現する理由は，ボールを投げるなどの動作（運動）において，上肢の長軸に沿ったいくつかの関節が総合的に作用するのと同じ三次元的な作用を複関節が行っていると考えるからである．肘関節を用いて説明しよう．この関節は上腕骨，橈骨，尺骨の3つの骨が3つの関節（腕尺関節，腕橈関節，近位橈尺関節）を構成し，主に屈曲・伸展運動を担っている．しかし，自然な動き・運動を理解するためには腕尺関節は蝶番関節ではなく，螺旋関節と捉える必要がある．このことは屈曲・伸展運動では必然的に尺骨には回旋現象が生じており，肘関節の屈曲・伸展運動は一つの運動面でのみ行われるのではなく，三次元的な空間で行われていることを意味している．このような運動の捉え方に従えば，前腕の腕橈関節や近位橈尺関節でも，屈曲・伸展運動を補助する尺骨の回旋とともに屈曲・伸展運動が起こることが理解できよう．これは2つの関節で同時に動きが起こるから可能となっている．このように肘関節を例としても，複関節運動は"動き"ではなく，"運動"であることが理解できる．

　以上をまとめると，運動とは複数の関節で起こる三次元的な作用ということができる．

2.2　動き motion

　「動き motion」は，多くの場合誤解されているようである．先に述べたように，視覚的に運動を確認する

と，肘関節の"振り"は一つの関節運動と思われがちだが，しかしながら視覚的に観察される"振り"は，すでに複数の動きの合成なのである．したがって，動きを行っている関節は著しく狭いものである．

ここで，あらためて肘関節を例として"動き"について考える．肘関節の運動を構成する動きには，二次元的なものである振り（屈曲・伸展あるいは外転・内転）と前腕や肩甲上腕関節でのひねりである一次元的な作用である軸回旋とがあり，こうした単関節での関節の動きを"動き"という．このように，実際の関節運動では純粋な"動き"は少ない．

振りは，通常それぞれの関節軸での角運動をさす．この振りを動きとして捉える場合，単関節での屈曲・伸展，あるいは外転・内転が主になる．しかしながら，多くの関節ではそれぞれの関節にある靱帯構成の影響を受けて，多少の軸回旋を伴うことも多い．本書では中手指節関節（MCP関節）や近位指節間関節（PIP関節）における屈曲・伸展は動き（振り）として捉えることにする．また，前腕における長軸に対してのひねりを回旋運動，回内・回外運動のように運動と表現する．

次に，それぞれの動きの要素について説明する．

2.3 動きの要素 component motion

動きの要素 component motion とは，関節を構成する骨と骨が成す動きであり，最も基本的な動きである．われわれはこの動きの要素を，関節外から視覚的に確認することができない．この動きの要素には，**すべり**，**ころがり**，**ひねり**の3要素がある（**図 2-2**，矢﨑，2005，片岡，2014a；Williams & Warwick eds, 1980）．臨床的には3つの動きの要素を関節の動き・運動に伴い，関節包内で起こる現象 phenomenon と捉えることもできる．言いかえると，関節での運動は動きの要素の合成によって起こっているものといえる．

❶ すべり sliding

すべりを理解するには，スケーターがスケートリンクの氷上を滑る光景を思い浮かべてもらうとよい．すべりとは，スケート靴をはいた足を氷上から離さずに滑るのと同じように，ある関節面の一部が他の一つの関節面の上を接触点を変えずに移動する（すべる）ことである．すべりは，急激に関節に負荷がかかったときには，関節を保護するという大きな役割をもっていると考える．実際，MCP関節・PIP関節では，角運動が起こる．すべりは一般に，これらの関節の中間運動域の動きでみられるものである．

❷ ころがり rolling

ころがりを厳密に捉えると**図 2-2**に示すように，関節面の両接点が常に同方向へ接しながら移動する様

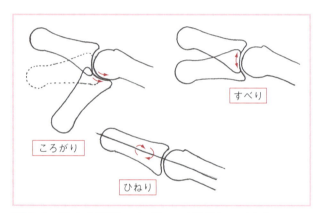

図 2-2　動きの要素：すべり，ころがり，ひねり
すべりは関節運動の中間運動域での角運動で，ころがりは最終運動域での食い込むような動き，ひねりは長軸に対する回旋である．

をいう．例えると，走行する車のタイヤと路面の接点が進行方向に向かって常に接しながら変化する様であり，急ブレーキでタイヤがロックした状態で進む場合は"すべり"運動である．実際はMCP関節の屈曲・伸展運動の最終運動域で観察されるように，ころがりは滑りを伴いながら起こる場合がある．このようなことから，ころがりの純粋なものは少なく，多くが前項のすべりとともに起こるため，2つの動きの要素を切り離すことはできないとする考えもある．

❸ ひねり spin

ひねりは，ドライバーでネジをねじりこむ作業や，電球を取り替えるときにひねって取り外すあるいは取

り付ける作業などを思い浮かべていただければ理解しやすいと思われる．つまり，ひねりとは，長軸に対して回旋（ねじる・ひねる）する動きで，一軸性の一次元的な動きである．しかし，実際はひねりが単独で起こることは少なく，ころがりと同様に，ほかの2つの動きの要素とともに起こることが多い．その最もよい例は肘関節を構成する腕橈関節で，ここでは近位橈尺関節のひねり（軸回旋）が起こる（「図3-3 車軸関節：ボールベアリング型とピボット型」参照，34頁）．腕尺関節は螺旋関節であるため，肘関節の屈曲・伸展運動では必然的に回旋現象を伴う．この回旋現象を，本書の著者である小森らが言うようにすべりに含まれるものと捉える考えはあるが，ここでは一つの動きの要素として考えることとする．

ところで，小森らは関節包内現象の第4の要素として，"ひらき（開離）"を加えるべきと考えている．これについては，MacConaillらが述べる**開放肢位**と**閉鎖肢位**（MacConaill et al, 1969；Williams & Warwick eds, 1980）や**関節の遊び joint play**と密接に関係する要素である．関節の遊びとは，関節面は動いても，2つの骨の間に角変異が生じない場合の関節面の動きとされている（片岡，2014a）．筆者らは，ひらきを靱帯のゆるみからくる第4の動きの要素として考える．

❹ ひらき（開離）separation

「第Ⅵ章　手指を知る！」のMCP関節の項で詳しく述べるが，MCP関節の尺側の側副靱帯は長軸に沿ってほぼ平行に走行するが，橈側の側副靱帯は掌側に向かって走行する．この左右の靱帯の走行の違いにより，手指が掌屈すると橈側の側副靱帯は緩み，ここで

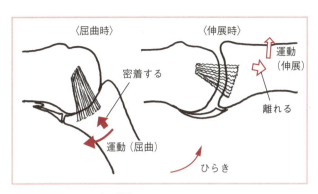

図 2-3　ひらき（開離）
動きの要素として，"ひらき"を考える．例えば，MCP関節での屈曲・伸展運動時，側副靱帯の緊張度は変化し，2つの関節面の距離も変化する．特に，伸展によって2つの関節面は離れる（基節骨は遠位に離れる）．これを**ひらき（開離）**という．そしてこの状態を開放肢位ともいうことができる（屈曲では，基節骨は近位に引き寄せられる）．

の回旋を許す．これは，見方をかえるとMCP関節の2つの関節面の密着度が緩むことであり，関節面は開離している肢位でもある（図2-3）．このようにして回旋現象は容易になる．また，この関節肢位はMacConaillのいう開放肢位でもある（MacConaill et al, 1969；Williams & Warwick eds, 1980）．見方をかえると，**ひらき（開離）**の状態にあれば多方向への徒手的な動きが可能でもある．そして，負荷がかかったときのクッション的な働きを果たしているともいえる．

以上のように，関節包内運動では「すべり」「ころがり」「ひねり」の3つの動きの要素とそれに準ずる現象（ひらき）が起こっている．これら動きの要素は単独では行うことができず，関節運動とともに起こるので現象として捉える見方もあるが，臨床ではこれら動きの要素の回復が，関節運動の再構築に直接関わってくることも理解していなければならない．

2.4　関節運動の効率化

2.4.1　機能的な関節運動の効率化：生理的共同運動 physiological synergic movement

生理的共同運動とは，ある目的動作において上下肢における近位から遠位にまたがる長軸上の複数の関節が関与する規則正しい運動様式のことである（矢﨑，2005）．これらは，上肢の運動・作業を注意深く観察すると理解できると思う．すなわち，近位の運動基盤となる肩関節（肩関節複合体）から遠位の手（母指・手指）の運動を同時に観察すればよいわけである．

例を挙げると，テーブルの上に置いてあるビー玉をつまみ取ろうとするときの光景を思い浮かべていただきたい．この"ビー玉"に手を伸ばし取るという簡単な作業にも一定の流れがある．この動作では，手を目

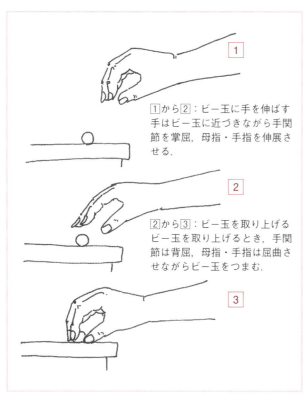

図 2-4 生理的共同運動の例（テーブルの上のビー玉を取るとき）
一連の動作において手関節と母指・手指の運動は生理的な共同運動の関係にあるという．

①から②：ビー玉に手を伸ばす
手はビー玉に近づきながら手関節を掌屈，母指・手指を伸展させる．

②から③：ビー玉を取り上げる
ビー玉を取り上げるとき，手関節は背屈，母指・手指は屈曲させながらビー玉をつまむ．

的物に伸ばすために肘関節は伸展する．同時に，肩関節では屈曲運動が起こっている．一方，肘関節より遠位部の前腕では手の作業方向を決めるために回内運動が加わっている．このとき，よりスムーズに運動を行うために，肩関節がやや外転し，かつ内旋運動が加わることもありうる．さらに，目的物であるビー玉に手が近づくと，目的物を把持する準備として手関節は掌屈かつやや尺屈する．同時に，指（母指・手指）では伸展運動が起こり，手のひらは広げられ，目的物に到達する（図 2-4）．

　この上肢における一連の運動様式は，それぞれの関節での筋の収縮度を少なくし，エネルギーの消費を最小にしながら，運動そのものの効率もよいしくみとなっている．また，一連の動作の中でも手関節と手指の関係のみに注目すれば，**テノディーシス**注**様作用 tenodesis like action** を起こしているともいえる．このように，上肢において長軸のいくつかの関節にまたがる動作・運動は，効率化・省エネ化が自然に行われている．

　このときの手関節と手指・母指の関節運動あるいは

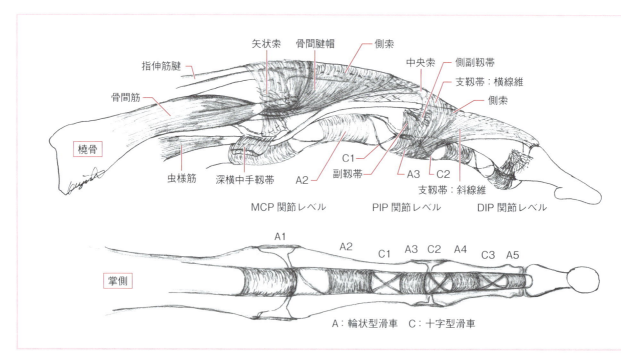

図 2-5　2つの靱帯性腱鞘（滑車：輪状型滑車と十字型滑車）
腱の浮き上がりを防止する輪状型と，屈曲運動と腱を浮き上がらせ関節可動域の拡大を助ける十字型とがある（図左2つのA1～5とC1～3）．例えば，輪状型滑車：A3が損傷すると，図右下のイラスト①のように腱の一部が浮き上がる．そして，輪状型滑車：A4も損傷すると②のように腱は大きく浮き上がり，筋収縮による運動効率は著しく低下し，同じ関節運動を行っても，より強い筋収縮が必要となる．伸展時は問題ない．

肩関節と肘関節の関節運動は同時に起きており，これらを共同運動といい，共同運動下で働く筋は共同筋の関係にあるという．ここに挙げた例では，手関節掌屈筋と手指の指伸筋は共同運動下にあり，共同筋の関係にあると言うことができる（図2-4）．

2.4.2 構造的な関節運動の効率化：靱帯性腱鞘（滑車）・支帯

靱帯性腱鞘（滑車）や**支帯**は手や指の運動における筋の収縮度を効率よく関節運動に置き換えるための構造で，滑車的な役割を果たす．上肢では手関節レベル

注：テノディーシス（tenodesis action）とは腱固定術の意味である．例えば，手指の深指屈筋を前腕部で骨に固定したとき，手関節を背屈するとその固定された腱は，手指を屈曲方向に引くため，手指の屈曲運動がみられる．これに類似した現象が頚髄損傷の上肢で，手指の屈筋群の短縮によって起こる．テノディーシスに似ていることから，このような作用（現象）を指してテノディーシス様作用（tenodesis like action）という．

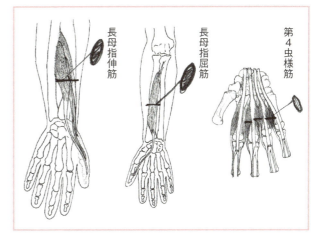

図2-6 肘関節より遠位全体の筋に対してのそれぞれの筋の比率（筋断面積比）
筋全体の重さに対しての比が筋力比となる．

の伸筋支帯・屈筋支帯，母指・手指では靱帯性腱鞘（以下，滑車とする．輪状型と十字型の2つの滑車があり，母指は斜型という）がある（武田他監訳，2013；塩田訳，2014；Culp et al, 2002；Stewart et al, 2002；三浪専門編，2007）．ここでは，手指の滑車を例に説明する．

手指の滑車には，輪状型と十字型の2つの種類がある．**輪状型滑車**は，腱を腱床に引きつけ，腱の浮き上がり現象を防いでいる．そして，手指の深指屈筋・浅指屈筋の収縮度を効率よく関節運動に置き換える役割を果たしている．

一方，**十字型滑車**は関節近くにあり，腱を腱床へ引きつけはするが，手指の屈曲とともにこの引きつけを軽減しながら動的に変化させ，骨からの腱の生理的な浮き上がりを助ける．その結果，DIP関節での末節骨，PIP関節での中節骨の動く空間を広め，それぞれの関節の運動域を広げる役割を果たしている（図2-5）．

そのため，図2-5で示すように輪状型滑車の損傷は，屈筋腱を腱床から浮き上がらせることになる．その結果，筋が同じだけの収縮度を示すならば，手指全体（MCP・PIP・DIP関節）の可動域は減少する．言いかえれば同じ可動域の関節運動を求めるならば，より筋の収縮度を上げなければならない．このため各筋の筋力，収縮度を理解しておくことは重要である（図2-6，図2-7）．表2-1に各筋の筋力，収縮度などをまとめる．このように，手では筋の収縮度を効率よく関節運動に置き換えるために，構造上の工夫がされていることを理解しておく．

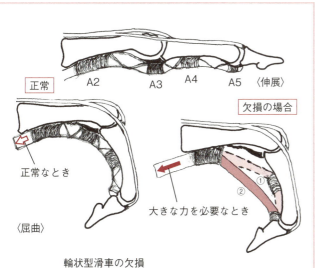

輪状型滑車の欠損
① A3欠損による腱の浮き上がり現象
② A3・A4の欠損による浮き上がり現象（同じ屈曲運動にはより大きな腱滑動（筋収縮）が必要となる）

表2-1 筋の特性：筋力・収縮度

筋（単位）	筋線維の長さ（cm）	筋断面積比（%）	筋力比（%）	筋力（kg·m）	筋の収縮度（cm）				
手関節					最大	掌屈	背屈	橈屈	尺屈
長橈側手根伸筋	9.3	6.5	3.5	0.9	3.7	1.6	2.1	0.8	1.6
短橈側手根伸筋	6.1	5.1	4.2	1.1	3.7	1.6	2.1	0.4	1.2
尺側手根伸筋	4.5	4.0	4.5	1.1	1.8	1.4	0.4	0.3	2.2
橈側手根屈筋	5.2	4.2	4.1	0.8	4.0	2.0	2.0	0.2	0.4
尺側手根屈筋	4.2	5.6	6.7	2.0	3.3	1.3	2.0	0.6	0.9
長掌筋	5.0	1.2	1.2	0.1	4.0				
手指					全屈曲	手関節	MCP	PIP	DIP
示指：指伸筋	5.5	1.1	1.0	1.7	5.4	3.8	1.5	0.2	0.0
示指伸筋	5.5	1.1	1.0	0.5					
深指屈筋	6.6	3.5	2.7	4.5	5.0	1.6	1.5	2.0	0.5
浅指屈筋	7.2	2.9	2.0	4.8	5.3	1.6	1.6	1.6	
第1虫様筋	5.5	0.2	0.2						
第1背側骨間筋	2.5	1.4	3.2						
第1掌側骨間筋	1.5	0.4	1.3						
中指：指伸筋	6.0	2.2	1.9	1.7	5.5	4.1	1.6	0.3	0.0
深指屈筋	6.6	4.4	3.4	4.5	8.5	3.8	2.3	1.7	0.5
浅指屈筋	7.0	4.7	3.4	4.5	8.8	4.6	2.6	1.6	
第2虫様筋	6.6	0.2	0.2						
第2背側骨間筋	1.4	0.7	2.5						
第3背側骨間筋	1.5	0.6	2.0						
環指：指伸筋	5.8	2.0	1.7	1.7	5.5	3.9	1.1	0.3	0.0
深指屈筋	6.8	4.1	3.0	4.5	7.6	4.5	1.5	1.2	0.5
浅指屈筋	7.3	3.0	2.0	4.8	6.5	4.0	2.1	1.1	
第3虫様筋	6.0	0.1	0.1						
第4背側骨間筋	1.5	0.5	1.7						
第2掌側骨間筋	1.7	0.4	1.2						
小指：指伸筋	5.9	1.0	0.9	1.7	3.5	2.0	1.2	0.2	0.0
小指伸筋	5.9	1.2	1.0						
深指屈筋	6.2	3.4	2.8	4.5	7.0	4.5	1.5	1.1	0.4
浅指屈筋	7.0	1.3	0.9	4.8	6.0	4.0	1.7	0.8	
第4虫様筋	4.9	0.1	0.1						
第3掌側骨間筋	1.5	0.3	1.0						
小指外転筋	4.0	1.1	1.4						
小指屈筋	3.4	0.3	0.4						
小指対立筋	1.5	0.6	2.0						
母指									
母指内転筋	3.6	2.1	3.0	1.5	1.5				
短母指外転筋	3.7	0.8	1.1	0.5	1.0				
長母指外転筋	4.6	2.8	3.1	2.8					
屈曲	0.1								
橈屈	0.4								
短母指屈筋	3.6	0.9	1.3	0.5	1.0				
長母指屈筋	5.9	3.2	2.7	1.2	5.2				
長母指伸筋	5.7	1.5	1.3	0.1	5.8				
短母指伸筋	4.3	0.7	0.8	0.1	2.8				
母指対立筋	2.4	0.9	1.9	0.5					
その他									
腕橈骨筋	16.1	7.7	2.4						
方形回内筋	3.0	1.8	3.0						
円回内筋	5.1	5.6	5.5						
回外筋	2.7	3.8	7.1						

Tubian ed, 1981；Boyes, 1971；中村，他，2003；Brand, 1985；を参考に作成

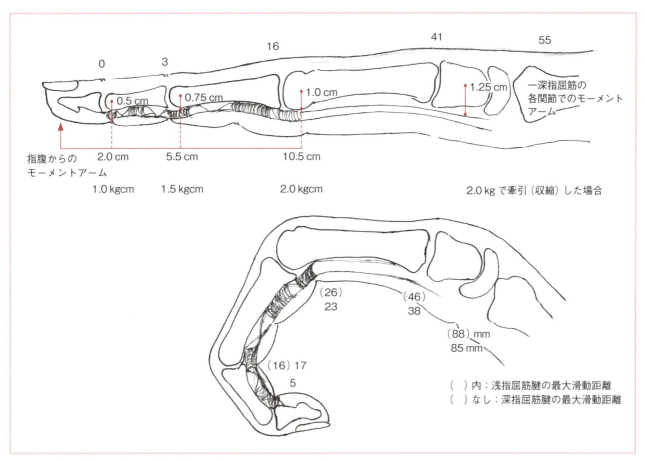

図 2-7　各関節での腱の滑動距離，手指におけるモーメントアーム
指伸筋，浅指屈筋腱・深指屈筋腱の滑動距離（mm），および手指のモーメントアーム（cm）と 2.0 kg で牽引したときのそれぞれの関節レベルでの負荷量（kgcm）を示す

2.5　共同筋と協同筋

　共同筋と協同筋という 2 つの筋の役割名称は，漢字は異なるが，同音異義語である．そのため，運動学を論じている会話の中では区別がつかず，混乱を呼びやすい用語の一つである．本書では，この関節運動における 2 つの筋の役割名称を，運動学的な立場から従来の理解とは異なる捉え方をしている．そこで，まずこの 2 つの用語を定義したい．

2.5.1　共同筋

　共同筋 true synergist は，前項で紹介した上肢の近位から遠位にまたがる複数関節における生理的共同運動と深く関係する．共同筋とは，生理的共同運動における筋・筋群で，長軸上につながる複数の関節で作用する筋の名称である．実際，ある動作で運動方向が異なっていても，それぞれの関節が一つの目的で同時に働く筋を共同筋の関係にあるという．再掲になるが，前項と同じ「テーブルの上のビー玉を取り上げる動作」を使って説明しよう（図 2-4）．

　この動作では，われわれはテーブルの上のビー玉に手を伸ばす．このとき，肘関節を伸展させながら（伸ばしながら），前腕を回内させ，同時に手を広げながら目的物であるビー玉を取りにいく．ここで，誰しも同じような運動様式をとる．

　このビー玉を取り上げるという一連の動作の中で，手関節は軽度掌屈・尺屈しながら手指・母指は伸展させ，ビー玉を取り上げる．このときは，手関節は背屈・やや橈屈させる．一方，手指・母指では屈曲し，手は

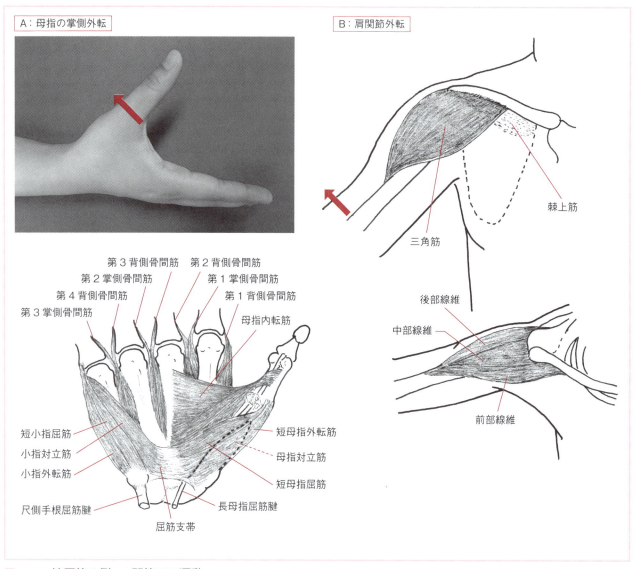

図 2-8　協同筋の例：1 関節での運動
A：1 関節の運動における筋間の協同．母指の掌側外転（筋間）では 3 つの筋の収縮度合いによって外転方向（➡）を調整している．
B：筋の線維間の協同．肩関節外転（線維間）では三角筋の前部・後部線維の収縮度合いで外転方向（➡）が調節される．

閉じ目的物を把持することができる．このようにみるとビー玉を取るときは，手関節の屈筋群と手指・母指の伸筋群は同時に働いていることがわかる．このように，動作を上肢全体からみると，一定の運動様式に沿って各関節が動いていることがわかる．長軸に沿った関節に働くそれぞれの筋は，チームのように共同作用していることが理解できる．これらの筋を共同筋の関係にあるという．

2.5.2　協同筋

協同筋 helping synergist は，運動や作業時の一関節での運動を対象に考える（図 2-8）．一般に，1 つの関節運動で一つの方向への関節運動において単一の筋のみが作用することは少ない．

わかりやすい例として肘関節をみてみよう．肘関節の屈曲に働く主な筋として上腕二頭筋，上腕筋，腕橈骨筋の 3 つの筋がある．これらの筋の筋出力をテストするものとして徒手筋力検査法があり，それぞれの筋力を個別に測定できることを示している．しかしながら，何の障害もなく正常な筋活動を有する肘関節であれば，3 つの筋それぞれを完全に分けて筋出力を検査することはできない．なぜならなんらかの形で測定している以外の 2 つの筋も屈曲運動に参加しているから

である．言いかえるならば，一つの関節運動に異なる3つの筋が協力し合っていることを意味し，こうした関係にある筋を協同筋とよぶ．このような，異なった筋どうしの協同運動のもう一つの例として，手関節での運動を挙げる．

手関節の背屈には長・短橈側手根伸筋，尺側手根伸筋が働くが，これら筋は協力し合っていくつもの運動を行っている．特に，長・短橈側手根伸筋は尺側手根伸筋よりも収縮度が強いため（表2-1），また橈骨の遠位端の形状からも手関節背屈運動は橈屈方向に働くが，尺側手根伸筋が，これらの筋の動きを拮抗的に中和して背屈方向を調節するように働く．そのため尺側手根伸筋は中和筋ともいえる．

また，共に拮抗方向に作用する筋であっても，それらの筋が同時に作用すると新たな運動が生じるものは，ともに同時協同筋の関係にあるという．これは，手関節の橈屈，尺屈などに作用する長・短橈側手根伸筋と橈側手根屈筋，あるいは尺側手根伸筋と尺側手根屈筋など拮抗筋の関係にある筋の作用時にいう．

一方，協同筋については筋間だけでなく，解剖学的に一筋内の線維間での協同筋様の働きも忘れてはならないだろう．本書では，これも協同筋とする．以下に例を挙げて説明をしておく．

その最も良い例は，肩関節の最も重要な動作筋である三角筋である．三角筋は肩を覆うようにあるが，前部線維・中部線維・後部線維の3つに分けられ，それぞれが独自の動作筋としても働く．ある意味では，独立した筋といえるかもしれない．この三角筋の各線維の動きを，机の上の本棚の中から必要な本を取り出す動作から考えてみよう．肩関節のみに注目しながら実際に行っていただくとよい．腕を上げて棚の本を取ろうとするとき，手を目的の本に直接届かせることもあるが，並んだ本の中から選んで一冊を取るときは，本の背表紙の並びに沿って手を平行に移動させる．すなわち，上腕を空間に保ち，肩関節を屈曲させながら手を外側に水平移動させるわけである．このときの筋の活動を考えてみよう．肩関節を一定の屈曲位に保つのは三角筋前部線維の活動によるもので，手を外側に移動させる，すなわち水平外転では三角筋後部線維が働き，そして三角筋中部線維が上腕を吊り上げている．三角筋前部線維は遠心性筋活動を行いながら，その動作の速さ・移動距離を制御している．なおこの動作では，三角筋以外の筋も働いているが，三角筋の働きに焦点をあてる．このように，この動作は三角筋の3つの線維が協力し合ってはじめて成り立つ運動であり，それぞれの線維は協同筋の関係にあるといえよう．

2.6 凹凸の法則

多くの滑膜性関節（関節）は，関節運動そのものが，関節包内で起こるすべり・ころがり・ひねりの3つの動きの要素の組み合わせで行われているということを前項で述べた．例えば，手指のMCP関節では運動軸に沿って角運動が起こるというよりかは，中手骨骨頭の関節面上を基節骨基底部の関節面がすべり・ころがることで関節運動が起こっている．さらにMCP関節の運動では，両側の側副靱帯の構成（走行）の違いによって関節面間にひらき（開離）が起こり，回旋現象すなわちひねりが加わっている．こうした関節運動においてもう一つ忘れてはならない運動学的な法則がある．それは，関節の凹面と凸面の動きの原則，すなわち凹凸の法則である．

凹凸の法則 concave-convex rule は Kalkenborn が，MacConaill の示した関節面での動きの考えを発展させ，治療に活かしたもので Kalkenborn の法則ともいわれる（片岡，2014b；MacConaill et al, 1969）．凹凸の関節面の動きの関係は，関節のすべりところがりの動きの方向の関係とつながる．

骨の関節面は，凸面と凹面の2つの面をもち，これらは，関節頭や関節窩を構成している．凹凸の法則を凝縮して説明すると，それぞれの関節で凹面の上にある凸面の運動では，凸側のころがりとすべりは反対方向に起こる．また，凸面の上にある凹面の運動では，凹面のころがりとすべりは同じ方向に起こるということである（図2-9）．

この凹凸の法則は，関節運動で起こる角運動の理解には不可欠であり，関節モビライゼーションといった

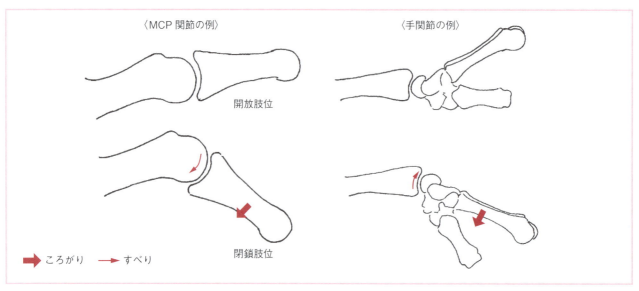

図 2-9 関節運動における凹凸の法則
図左：凹の関節面が動くと（➡）骨の動きと同じ方向にすべりが生じる（→）．
図右：凸の関節面が動くと（➡）骨の動きと反対方向にすべりが生じる（→）．

臨床での徒手的な治療には幅広く応用されている．それは，徒手的に凹凸のどちらの面をもった骨を動かす（関節授動術）かによって，関節のもう一方の骨の動く方向が決まるからである．

ただし近年，MCP関節では屈曲・伸展運動時に，明らかなころがりは起こらないという報告もされており，MCP関節での運動は純粋な角運動（すべりが基本である）と捉えてよいものだろう（山﨑他監訳，2012）．しかしながら，手指の過屈曲時や過伸展時の最終運動域ではすべりながらころがりが加わっていると考えられる．このように凹凸の原則のバリエーションや例外もある．

以上のように，新しい知見とともに基本的な用語や関節内での動きの原則（凹凸の原理）などの内容は変化しつつあるが，原則的な考え方は理解しておくべきである．

2.7 閉鎖肢位と開放肢位

2.7.1 閉鎖肢位 close-packed position

滑膜性関節は，その関節運動の最終域では2つの関節面が最も接近し，その肢位での関節面の接触する面が最も大きくなる．この肢位では2つの関節面が適合しており，固定肢位とよばれており，これを**閉鎖肢位**という（MacConaill et al, 1969；Williams & Warwick eds, 1980）（図2-10）．このとき，単に一つの動きではなく，いくつかの動きの合成によって関節運動は最終域に達している．これについては，本書の著者である小森らがいう関節包内で起こるひらき（開離）が深く関係している現象ともいえる．

閉鎖肢位は，骨と骨を直接つなぐ靱帯が最大限伸長され，同時に関節包も伸張される．言いかえると関節腔は最大限の圧縮を受け，関節面は最大限の適合性で接触している状態であるため，関節の運動が著しく制限される肢位ともいえる．したがって，関節自体は安定性を得ることにもなる．一方で，関節面を引き離すことはできない（having in a sense been 'screwed-home'）（Williams & Warwick eds, 1980）し，また，随意的にはこれ以上の関節の運動を起こすことはできない肢位でもある．

閉鎖肢位について臨床で注意しなければならないことは，患者（症例）の中には，手の動作訓練で筋の同

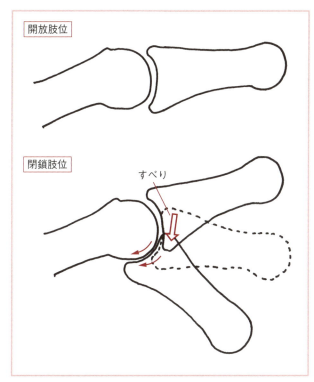

図 2-10　関節の開放肢位と閉鎖肢位
開放肢位は，側副靱帯も緩み，2 つの関節面は離れている（開離）ため，あらゆる方向の運動，すなわち"すべり（⇨）"が可能となる．
閉鎖肢位に入ると，ころがり（→）が生じ，側副靱帯は緊張し，2 つの関節面が極度に密着しているため運動がむずかしくなる．

表 2-2　主な関節の閉鎖・開放肢位

関節	閉鎖肢位	開放肢位
手関節	背屈	軽度屈曲
MCP 関節（2 指から 5 指）	全屈曲	軽度屈曲＋尺屈
IP 関節	伸展	軽度屈曲
TMC 関節（第 1CM 関節）	内転位	外転位

(Williams PL & Warwick R (Eds) (1980), Grays Anatomy, p438 より改変引用)

2.7.2　開放肢位 loose-packed position

一方，**開放肢位**は閉鎖肢位以外の関節肢位のすべて含むもので（ゆるみの肢位ともよばれる．least-packed position あるいは open-packed position と表現している本もある）(図 2-10)，普段，われわれが治療訓練を行っているのはこの肢位で行うことが多い．開放肢位は靱帯や関節包が緩んでいるため，2 つの関節面を引き離すことが可能である．そのため，徒手的に動きの要素を再現することもできる．この場合は，最も動揺性が高い肢位を表現していると思われる（表 2-2 はその肢位である）．

以上のように，この本を読まれる読者は，この本で使用される用語を確認していただきたい．以後の章では，それぞれの関節の臨床的な問題点も含めながら話を進めていきたい．

時収縮（例えば，一つの関節に作用する筋のすべてが同時に筋緊張を高める場合）によって，関節を閉鎖肢位様の状態にもっていく人がいることである．それによりその関節の動き・運動，動揺性を著しく低下させることもある．

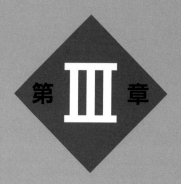

第III章

手関節を知る！

はじめに

「手関節とは，どんな関節ですか？」

このような質問をする学生やセラピストは少ない．それに多くの人は"手関節"ではなく"手首"という言葉を使うだろう！　そして，「手首について，何か気になることはありますか」と患者に尋ねる臨床家も少ないと思われる！

そうしたなかでは，手関節について語ろうとする人も，冒頭の「"手関節"とは」という問いに対して，即座に答える人も，答えようとする人も，答えられる人も少ないのではないだろうか．このようなことを少し悲観的に思うのは，筆者らだけではないと思われる．

さらにいえば，上記の問いに対して多くの答えが返ってきたとして，その中のどれが"手関節"についての正しい答えであるか，判断することのできる人も少ないと思われる．なぜなら，手関節（手首）についてさまざまな立場の人が，それぞれの捉え方からいろいろな定義をしているからである．

例えば**手関節**を前腕と手を結ぶ上肢機能の"要"であると捉える研究者もいれば（Brumfield et al, 1984），解剖学的な位置関係から前腕と手の間に存在する単なる"橋渡し"の部分と捉えるものもある（Kaplan, 1965）．彼らは，それぞれの立場から手関節を捉え，解釈・理解しているようであり，互いの論説がばらばらで統一性がない．

そのため誰もが共通認識の上に立って，手関節について話し合える基盤を整えることが，障がいをもつ患者に接するリハビリテーションの臨床では必要不可欠であると考える．それには，一定の定め（定義づけ）を示す必要がある．それこそが手関節を誰しもが同じ土俵で論議することを可能にする一歩であると考える．

よって本書にてセラピストの立場から"手関節"の運動を理解し，手関節の機能・運動障害に対し，その機能の再構築，すなわち自然に"使っている手"の基盤となる手関節に導くための一歩として手関節の定義をしたい．そして，読者が少しでも手関節を理解することができ，その理解を臨床に活かせるように話を進めたい．

手関節を定義することは，手関節を単に前腕と手の間に挟まった解剖学的な一部分として捉えることではない．それは，手関節をわれわれが日々使っている手と前腕・上腕，そして体幹とをつなぐ上肢との関係の中で，機能解剖学的に重要な役割をもった部位として捉えることである．したがって，手関節がどのような機能・役割を果たしているかを理解したうえで，解剖学的にどこまでの範囲を手関節として捉えるかを考える必要がある．同時に，この手関節が人の生活で，どのような役割を果たしているかを明確にすることが，手関節の理解をさらに深めることになるだろう．機能解剖学的な立場から，手関節の範囲や人間生活の中での機能的な役割を明確にしてこそ，本来，われわれがもつ手の機能・役割を理解することができる．そして，そのことは臨床現場で不自由さや障がいをもった人々の手の機能の再構築を行う道が開けることにもつながると考える．

そこで，本章ではこれまでの論考で手関節の範囲はどこまでとされているか，どのように捉えられているかについて文献を紹介しながら解説し，次に，筆者らの考えを示す．

すでに述べたように"手関節"を機能解剖学的にも構造的にも，前腕と手部を結ぶ単なる橋渡しとして捉えている人もいる．一方，単なる静的な橋渡しではなく，手の活動の中での機能的に動く空間体（スペーサー）と捉える人もいる（嶋田他監訳，2012）．筆者らは，手関節を人の日々の生活の中で重要な機能・役割をもった橋渡しとして位置づけ，手の動作における"要"と考える．ただ，Cambellのいうように「手関節が終わって，手が始まる境界ははっきりしない」のも確かである（藤井総監訳，2003）．そこで，手関節とは前腕と手をつなぐ要としての役割をもつと捉える立場に立ちつつ，まずは形態的に手関節の骨構成について紐解くことから話を始めよう．

3.1 手関節の骨構成

　本項では"手関節を構成する骨は？"という形態的な骨構成についての問いを"解く"ことから出発する．

　この問いを解くという作業は，この問いかけについて考えることから始まる．すなわち，手関節を構成する骨の範囲をどこまで含めるか，を定めることからスタートする．この骨構成の範囲自体が手関節の機能的役割範囲を定めることになるからである．しかしながら，筆者らはこれを解く時点で少々"つまずき"を感じた．

　その理由は，世界的に普及し，数々の改訂を経た教科書的な存在である解剖学書『Gray's Anatomy』でも**橈骨手根関節** radiocarpal joint（橈骨と近位手根骨列で構成される関節）を手関節 wrist joint として，**手根間関節** intercarpal joint（8つの手根骨間の関節）とは分けて解説しているからである（Williams & Warwick eds, 1980）．そして，後者の手根間関節の中に**手根中央関節** midcarpal joint を含めている．この考えに沿えば，手関節の骨構成は橈骨遠位部と手根骨の一部ということになる．この骨構成だと筆者らが考える手関節（手首）の機能的役割を説明することができないというつまずきである．

　そこで，手関節を構成する骨を考えるには，手関節はその解剖学的な位置関係から前腕と手の"橋渡し"であるという共通の捉え方から考察をスタートするとよいのではないかと考えた．

　つまりこの"橋渡し"という意味を考えることから始めたい．

　本来の橋という意味は，当然両岸があっての橋であると考えるだろう．すなわち，橋は三次元的な空間で浮遊するものではなく，大地の一部として流れる川の両側の2つの地区（大地）を結ぶものとして存在するものと考える．そうであれば，手関節を解剖学的には手根骨としている研究者もいるが，それを支える両岸が含まれていないため，形態学的に考えれば橋そのものではあっても，"橋渡し"ではない．このような観点から考えると，両岸でもある前腕と手部を含むものとして橋（手関節）を捉えるべきである．手関節と上肢の機能との関係から考えても，そのように捉えるべきであろう．

　"橋渡し"としての手関節の骨構成を考えると，片方の岸である遠位橈骨と尺骨，橋である8つの手根骨，そして対岸である第2・第3中手骨（橋の一部ではあるが）が含まれると筆者らは考える（図3-1，表3-1）．

　Bogumill（1988）は，手関節を遠位の橈骨・尺骨から手根骨を越え，5つの中手骨の近位部まで含めている．この捉え方は，筆者らの考え方に大方類似するものといえる．彼の考えによれば橋はCM関節までであり，橈骨・尺骨に対する対岸は中手骨といえる．また，Weber（1988）や Berger（1996）もCM関節を含むという立場をとっており，Bogumill と同様な捉え方を示している．一方，Kaplan（1965）はこの対岸である CM関節を含めていない．こうして概観してみると中手骨を含める研究者は多いようである．しかしながら，5つのCM関節すべてを手関節に含むべきかについては第I章の「手ってなんだろう！」で述べた，橈側動的区分と尺側動的区分は，中央静的区分とは別に独立して運動・現象が起こることが可能であり，また，一つの手の作業でも中央静的区分とは異なる動作目的で働くこともあるという，その機能的独立性が重要なポイントになると考えている．

　実際に患者の手を取って，その手背や手掌をみてみれば，Cambell（藤井総監訳，2003）がいうように区分の境界線は視覚的には明確に見分けることができないと思われるが，筆者らはその区分の独立性を考えると，Bogumill の5つの中手骨をすべて手関節に含めるという考えについては多少疑問をもっている．

　ここで，もう少し詳しくその理由を説明する．これら中手骨のうち第1中手骨は大菱形骨と第1CM関節を構成するが，鞍関節であるこの関節は，自由度2の関節運動をもち，運動の最終域には回旋現象も入る（Cooney et al, 1981）．さらに，第1中手骨は橈側動的区分であり，手のなかでも独立した対立機能の主たる役割を果たしていることからも，手関節から外してもよいと考える．また，第4・5中手骨も有鉤骨と第4・第5CM関節を構成し，橈側動的区分である母指の対

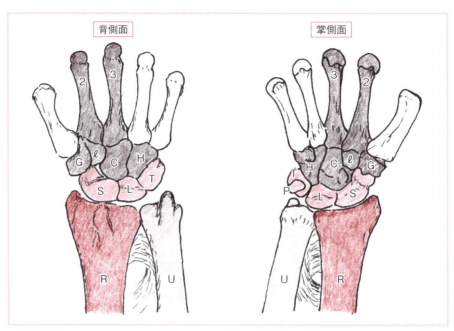

図 3-1　手関節の骨構造
R：橈骨，U：尺骨
手根骨：近位列　S：舟状骨，L：月状骨，T：三角骨，P：豆状骨
　　　　遠位列　G：大菱形骨，ℓ：小菱形骨，C：有頭骨，H：有鉤骨
（遠位列とともに手根中央関節の関節頭を形成する）
2：第2中手骨，3：第3中手骨

表 3-1　手関節を構成する関節と骨

遠位橈尺関節	橈骨・尺骨
橈骨手根関節	橈骨・手根骨（舟状骨と月状骨）
尺骨手根関節	尺骨・三角骨（TFCCを介して）
手根間関節	8つの手根骨でなす数々の関節をさす（手根中央関節を含む：近位手根骨列と遠位手根骨列で構成される）
第2・3手根中手関節	小菱形骨・第2中手骨と有頭骨・第3中手骨

立運動を支えるための相手役として作用している尺側動的区分であり，手関節から外すべきと考える．ただ，見方をかえると，これらのCM関節を加えない場合，手関節の一部は浮橋となるという考えもある．対岸という意味からは，第4・5中手骨も手関節に含める人もいるかもしれない．しかしながら，すでに少し触れてきたが，第4・5 CM関節もほぼ母指と同様，独立した尺側動的区分を形成すること，また，この部分の可動性はそれほど大きくないが，手関節運動とともに，水を手ですくうなどの動作で使用することも多く，その作用・運動はほかの部分と協調して目的動作に加わっていることから，この部位の運動は独立し，その機能・役割（対立運動：手で水をすくう器としての働き）も手関節とは異なった手の役割の道具の一部としての働きをもち，独立して機能していると考える（Batmanabane et al, 1985；Tubiana et al, 2009）．

以上のことから，筆者らは手関節の骨構成は遠位橈骨，遠位尺骨，8つの手根骨，さらに第2・3中手骨と考える（図3-1）．第2・3中手骨を含めたそのさらなる根拠として，遠位手根骨列，なかでも有頭骨と強い連結をもつ関節を構成していることをつけ加えておきたい．そして，第2中手骨と有頭骨はほとんど可動性をもたないこと（Youm et al, 1978；Batmanabane et al, 1985；Tubiana et al, 2009），手関節のなかでも手根中央関節における関節頭を他の手根骨と一塊となって構成していることなどからも妥当と考えるからである．第2中手骨は，臨床では手関節の掌・背屈の関節可動域の基本軸に対して移動軸として定められている点からも，そのように考えて問題ないと思われる（日本整形外科学会他，1995）．

よって，以上のように手関節の骨の構成を定義し，次項からこれらの骨について説明を加えながら，それらがどのような関節を構成し，手関節を組み立ててい

るかを考える.

3.1.1 手関節の関節構成とその構造

手関節は，橈骨・尺骨，8つの手根骨（近位列：舟状骨，月状骨，三角骨，そして種子骨である豆状骨，遠位列：大菱形骨，小菱形骨，有頭骨，有鉤骨），さらに第2中手骨と第3中手骨の2つの中手骨によって構成されていることを述べてきた．これらの骨はさまざまな関節を構成するが，筆者らは機能解剖学的立場から手関節運動を支えている関節として，橈骨と尺骨の成す遠位橈尺関節，橈骨と手根骨，特に舟状骨と月状骨の成す橈骨手根関節，8つの手根骨が成す手根間関節（このなかには手根骨を近位列と遠位列に分けて，それらが構成する便宜的に捉えた手根中央関節も含まれる．本書では第2・3中手骨も手根中央関節の関節頭を構成する骨として考えている．後述），遠位手根骨列の一部（小菱形骨・有頭骨）と強固につながる第2・3中手骨と成す第2・3手根中手関節を考えている．

手根骨と尺骨遠位端（尺骨頭）の成す尺骨手根関節も手関節を構成する関節として加える研究者もいるが（Batmanabane et al, 1985；Bogumill, 1988），本書では尺骨手根関節として含めるのではなく，Yu が述べているように尺骨茎状突起から橈骨遠位端の尺側部を結び，関節運動時にこの部分でのクッション的な役割をしている三角線維軟骨複合体 triangular fibrocartilage complex（以下，TFCC）として捉え（Yu et al, 2004），説明を加えることとする．この TFCC は，Palmer ら（1981）が提唱したものであり，靱帯の項で詳しく述べる.

以上のように，手関節は多くの関節から構成される．以後は手関節運動に関わっている関節のうち，主なものについて，関節を構成している骨がどのようになっているかの解説も含めながら紹介する．

❶ 遠位橈尺関節

多くのセラピストは，遠位橈尺関節を前腕の関節として捉えているのみで，手関節の関節として重複して考えている人は少ないだろう．しかしながら，本書では，筆者らの臨床での経験から，機能的に遠位橈尺関

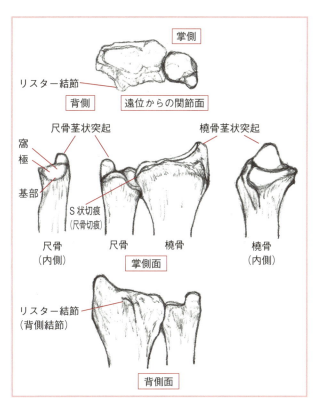

図 3-2 遠位橈尺関節を構成する骨

節と手関節は隣接する関節であり，運動そのものが影響し合っているという捉え方から手関節に含め，その立場から簡単に説明を加えていく．

普段，リハビリテーションの現場で接する対象者が高齢化しているなかで，橈骨遠位端骨折後の患者の治療に関わる比率も多くなっている．そうした患者に対しギプス固定を行う際，回内・回外運動を制限し，肘関節も含めて固定する場合がある．これには，回内時，橈骨が長軸上に遠位方向に突き出される現象（ピストン現象）を抑制する効果があると考える（Hentz & Chase, 2001）．このように，橈骨遠位端骨折後の骨折部への影響（圧迫）を抑制することを考慮している．こうした機能的つながりを考えると，遠位橈尺関節も手関節の一部を成していると捉えてもよいのではないかと考え，手関節に加えている．

遠位橈尺関節を構成する橈骨遠位端尺側面は，なだらかな凹面の尺骨切痕（S 状切痕 sigmoid notch ともいわれる．この関節面は凹みと扁平の部分があり，S 状をなしていることから，この名称がある）で，ここに尺骨遠位端が組み込まれ，遠位橈尺関節が構成されている（図 3-2）．当然，尺骨遠位端は S 状切痕に対して橈側に関節面（尺骨遠位頭）をもつ．この尺骨遠

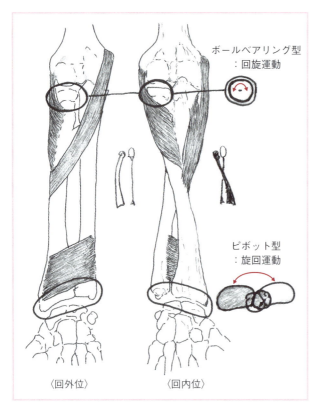

図 3-3　車軸関節：ボールベアリング型とピボット型
車軸関節はボールベアリング型（近位橈尺関節）とピボット型（遠位橈尺関節）の2種がある．ボールベアリング型は橈骨輪状靱帯内を回旋し，ピボット型は尺骨遠位端を旋回する．このとき（回内時），尺骨遠位端はやや外側移動（偏位）する．

位頭は凸構造を成しており（Kaplan, 1965），橈骨の尺骨切痕の3分の2で受け止められ（接し，あるいは収容し），尺骨茎状突起から橈骨遠位関節面の尺側縁を結ぶ TFCC によってつながれ，ピボット型の車軸関節を構成する（図3-3）（矢﨑，2005）．この遠位橈尺関節のピボット運動は，橈骨遠位端が尺骨遠位頭を軸として旋回するように回旋運動が起こる．ただ，このとき，尺骨遠位端はわずかではあるが外側方向に弧を描き側屈する（Tubiana et al, 2009；Capener, 1956；塩田訳，2006）．

一方，前腕の回内・回外運動を遠位橈尺関節とともに担う近位橈尺関節では，橈骨輪状靱帯の中で方形靱帯の支えを受けながら，橈骨頭が軸回旋する運動様式をとるボールベアリング型車軸運動をする（これはボトルのふたの開け閉めのような運動でもある）．ただ，橈骨頭と上腕骨小頭の成す関節は，不完全ながら球関節の分類に含まれるものでもあり，運動空間は限定されるが，自由度は大きい．また，輪状靱帯内にある橈骨はややいびつの楕円形をしており，回外時に，その運動の中心軸はごくわずかであるが外側に移動する（塩田訳，2006）．

ここで，もう一度遠位橈尺関節の構造をみてみると，尺骨茎状突起から尺側の橈骨遠位端の関節面に付く TFCC によって橈骨が操られる構造になっている．繰り返すが，この部分では TFCC によって操られている橈骨遠位端が尺骨遠位頭の周りを旋回する運動様式をとるピボット型の車軸関節である．この遠位橈尺関節は，掌・背側部もともに靱帯でつながれ，また前腕全体では橈骨尺骨間の骨間膜で補強されている．さらに尺側遠位端の一部を構成している TFCC でつながっている．この TFCC は，見方をかえると手関節の尺屈などにおける力の吸収を担うクッション的な役割をしている．すなわち，手関節における尺屈運動時や急激に力が加わるなどの非常時のクッション的な役割を果たしているということができる．また，ここで確認しておきたいことは，関節運動域から考えれば，2つの長骨が捻られてもその遠位端は180°の回旋はしないが，尺骨の周りを旋回する運動様式をとる橈骨が彎曲（クランク型の橈骨）しているため，実際にはよじられたような形で運動するということである．つまり，橈骨の形状である"彎曲"の助けを借りることによって大きな可動域が得られているのである．そして，結果として，全域180°の運動域が可能となっている．また，前腕（回内・回外運動）での多少の運動制限は，Cyriax がいっているように手関節での回旋現象が代償することも可能である（Cyriax 1926）．

次に，橈骨遠位端の関節面（関節窩）と舟状骨と月状骨（関節頭）がなす橈骨手根関節について説明する．

❷ 橈骨手根関節

橈骨手根関節は，手関節の最も重要な2大関節の一つということができる．この関節は，橈骨の遠位関節面と近位手根骨列で構成される．しかし，この近位手根骨列すべてが関節頭を構成しているわけではない．ここでは，舟状骨と月状骨が関節頭を構成する．ただ，三角骨は月状骨と靱帯でつながっている．舟状骨と月状骨は関節頭を成すが，この2つの骨は関節面で手根間靱帯 interosseous ligament によってつながっている．橈骨の遠位関節面は，矢状面では短く，前額面で

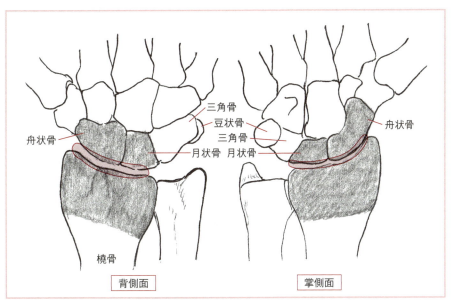

図 3-4　橈骨手根関節とその骨構成
橈骨遠位端と舟状骨・月状骨で構成される．

はやや長い楕円形のなだらかな凹面の関節面を成す．これが，橈骨手根関節の関節窩でもある．この橈骨手根関節の関節窩は，全体をみるとなだらかな凹面ではあるが，さらに注意して観察すると，前額面上にゆるやかな2つのくぼみが並んで存在することがわかる．この2つのくぼみは，外側は橈側にやや尖った三角形をなし，この部分で舟状骨を受ける．そして，尺側（内側）は四辺形を成し，月状骨の受け皿になっている（図 3-2, 3-4）．このように，近位手根骨列のなかでも，舟状骨と月状骨の骨構成によって橈骨手根関節の関節頭を作りあげている．この関節頭は，2つのなだらかな凸面をもつが，橈骨の関節窩にはまるように適合している．

同時に，舟状骨と月状骨は近位部（橈骨遠位関節面方向）で強い舟状月状骨靱帯でつながり，平面関節である舟状月状骨関節を構成する．そして，これに月状骨と靱帯でつながっている三角骨を巻き込んで，手根中央関節の関節窩を構成している．これについては，次の項で詳しく説明する．

確認しておくが，橈骨は近位手根骨列のうち三角骨と豆状骨とは直接関節を構成はしていない．しかしながら，三角骨はTFCCを介して，尺骨遠位頭（尺骨茎状突起）とつながりをもち，この橈骨手根関節の安定性に寄与していることは否定できない．そして，すでに触れたが，三角骨は同時に舟状骨と月状骨とともに，手根中央関節での関節窩を構成している．

このように，近位手根骨列の中では橈骨と直接関節構成をしているのは，舟状骨と月状骨である．三角骨は，近位手根骨列を構成しているが，橈骨手根関節の関節頭には加わっていない．しかし，この手根中央関節の関節頭の一部を構成する遠位手根骨列の有鉤骨を内側（尺側）から抱え込みながら支えているように近位手根骨列に配列されているといえる．さらに，三角骨は近位の尺骨頭との間にTFCCをもつ．このTFCCは，この部分に加わる荷重・負荷を和らげるクッション的な役割を果たしている．これは，臨床場面でTFCC損傷後の手関節に対して，尺屈位での掌屈・背屈運動や過度に尺屈位をとらせるストレスを加えることにより，患者が痛みを訴えることからも理解できる．

ただ，近位手根骨列からも外されることの多い豆状骨は，橈骨手根関節には構造的には関わっていないようにみられる．しかしながら，豆状骨は尺側手根屈筋の種子骨であり，ある意味では腱の一部であり，付着部の一部でもある．そのため，尺側手根屈筋が働く手関節の関節運動でも掌屈や尺屈には関与することから，橈骨手根関節の構成体として考える．また，尺側手根屈筋が作用するには，この豆状骨を遠位から固定するために小指球筋の緊張（収縮あるいは生理的張力）が必要であることも忘れてはならない．

この橈骨手根関節は，このほかにも手関節全体の運動に大きく関与する重要な機能解剖学的特徴をもつ．それは，Tubianaらが"a double obliquity"と表現しているように，橈骨遠位端の形状が前額面・矢状面での2重の傾斜をもつことである（図3-5）（Tubiana et al, 2009）．

傾斜の前額面上の特徴は，多くの研究者が指摘していることだが尺側への傾斜（橈骨遠位端尺側傾斜 radial inclination）である．この傾斜を13～30°とする報告もあるが，一般的には平均約23°とされている（茨木他編，2004）．前額面上での傾斜は，手関節の側方への運動（橈屈・尺屈運動）時の手根骨の三次元的な動きを助ける要因となっている．また，矢状面上での傾斜（橈骨遠位端掌側傾斜 palmar tilt）は1～21°（平均は約12°とされている）あるとされている（嶋田他監訳，2012；山﨑他監訳，2012；茨木他編，2004）．この2つの傾斜角度の違いが，手関節における掌屈・背屈運動域の差を物語っているといえよう．すなわち，この形状（傾斜）から考えて，掌屈は背屈に比較すると運動域は約10°広いことになる．このことから考えればわが国で2つの学会が決め，発表している手関節の参考値は少し広いことが理解できる（日本整形外科学会他，1995）．また，多くの報告をみても掌屈は80°ほどで，背屈は70°ほどである（山﨑他監訳，2012）．

そのほか，橈骨手根関節について注意しておくべきポイントとして，橈骨内側部と尺骨内側部の長さの差（尺骨変異 ulnar variance or variant という）がある（図3-5）．尺骨変異はプラス・マイナス1mm以内が正常である（茨木他編，2004）．尺骨が橈骨より短くなるとキーンベック病との関係があるともいわれる．また，尺骨が橈骨より長いと，手根骨を突き上げる状況を生み，尺屈制限が生まれる．

次に，手根間関節 intercarpal joint のうち，手根中央関節について述べる．

❸ 手根中央関節

手根中央関節は，近位手根骨列と遠位手根骨列が成す関節で，関節窩，関節頭とともに複数の手根骨（一部中手骨を含む）の合同によってつくられている．実際，手根中央関節を含めて手根骨間はそれぞれ平面関

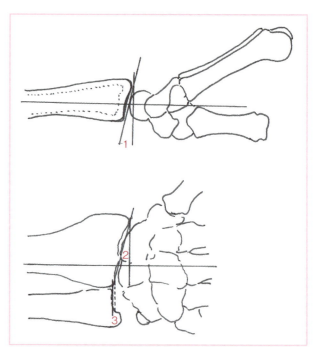

図3-5 橈骨遠位端の形状と尺骨との関係
橈骨遠位端の形状や尺骨の長短は手関節の運動域に影響を及ぼす．
1. 橈骨遠位端掌側傾斜（平均約12°）
2. 橈骨遠位端尺側傾斜（平均約23°）
3. 尺骨プラス変異
　（正常値：プラス・マイナス1mm以内）

節を構成しており，それぞれの骨をつなぐ靱帯のゆるみによって非常に複雑な運動をしていると考えられる．よって肩関節（肩甲上腕関節）や指節間関節のように関節頭と関節窩が，それぞれ一対の骨で成り立つ関節とは少しかけ離れたものである．手根中央関節は関節そのものの集合体ではあるが，おそらく，運動学の発展とともに，手関節の運動を理解するためにその動きの特性から便宜的に関節とよばれ，理解しやすくなってきたと思われる．そのため，研究者の多くは，手関節を橈骨手根関節と手根中央関節の2つの関節の複合関節であると捉えている．そして，この2つの関節は長軸上に並んで構成されていることも，手関節の運動が複雑になっている重要なポイントである．さらに，この2つの関節のうち，近位部に位置するのが橈骨手根関節（楕円関節）であり，遠位部に位置するのが手根中央関節（顆状関節）である．また，後者の手根中央関節を球関節と捉えている者もいる（山﨑他監訳，2012；Berger, 1996；塩田訳，2006）．このように，手関節はさまざまな捉え方がされている．そして，骨

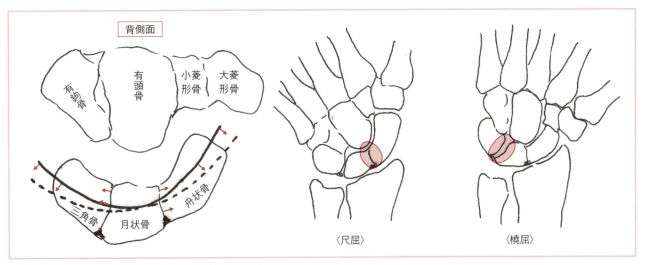

図 3-6　手根中央関節の近位手根骨列（関節窩）
近位手根骨列は互いに橈骨遠位関節面方向で蝶番型の手根間靱帯でつながっているが，尺屈では舟状骨と月状骨の間が，橈屈では月状骨と三角骨の間がそれぞれやや開く（●部）．

には個人差（破格）もあるため，手根中央関節を含め，手関節全体の運動を完全に究明することは困難であろう．ここでは，一般にいわれている運動の理解を中心にまとめ，臨床につなげられればと考え，文献をまとめて紹介する．

　手根中央関節は，近位手根骨列，ここでは舟状骨，月状骨に三角骨も含めたものが関節窩を構成している．また，これに対する関節頭は遠位手根骨列で大菱形骨，小菱形骨，有頭骨，有鉤骨である（図 3-6）．ただ，本書では，すでに述べてきたように小菱形骨と有頭骨に強い靱帯で結ばれ，動きをほとんどもたない第 2・第 3 中手骨を含め，関節頭とする．

　大菱形骨について述べると，第 1 中手骨とともに TMC 関節を構成し，母指の運動基盤を構成しており，他の遠位手根骨列の骨とは異なっている．そして，機能役割区分的にみても，橈側動的区分（母指）を構成しているので分けることができ，手根中央関節に入れなくともよいのではないかと考える．

　さて，話を戻して，手根中央関節の関節窩，関節頭について少し説明を繰り返す．はじめに，手根骨の近位列で構成される手根中央関節の関節窩についてであるが，この近位手根骨列は橈側，すなわち橈骨手根関節側の近位手根骨列は蝶番型で強固な手根間靱帯でつ

ながっており，関節窩内の第 2・第 3 中手骨を含めた遠位手根骨列が構成する一塊の関節頭が，少しゆとりをもって動けるように骨間のひらきがあるともいわれている（図 3-6）（矢﨑，2005；Arkless, 1966）．

　一方，2 つの中手骨を含んだ遠位手根骨列の関節頭は手根骨間のくさび型の靱帯によりつながり一塊になっている．特に，小菱形骨と有頭骨，有頭骨と有鉤骨間の手根間靱帯はくさびのように骨間の内部にあり，手根骨間の動きを奪っている（図 3-7）．また，中手骨と手根骨間も強固な靱帯構成が存在して動きを最小にしている．第 2 中手骨と小菱形骨の成す第 2CM 関節では多少の動きはあるが，第 3 中手骨と有頭骨間ではほとんど動きはないといわれている（Batmanabane et al, 1985；嶋田他監訳，2012）．実際，臨床での患者の機能評価では第 2・第 3 中手骨を移動軸として関節の可動性を評価している（日本整形外科学会他，1995；矢﨑他，2015）．

　これまでに，手関節の骨構成・関節構成について説明をしてきた．また，一部ではそこでの靱帯についても触れてきたが，次に手関節を構成する靱帯について，われわれセラピストが臨床的に必要と思われる観点から説明を加えていきたい．

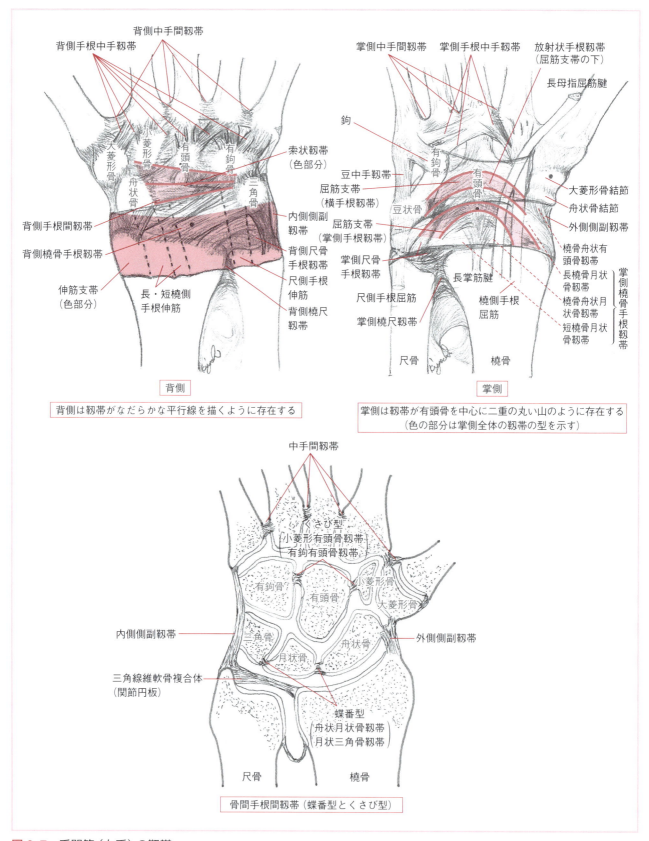

図3-7 手関節（右手）の靱帯

3.2 手関節の靱帯構成

手関節の靱帯の話を進める前に，靱帯の本来の役割を考えてみたい．靱帯の役割は関節を構成する骨と骨をつなぐことだけではない．Kapandjiは，手関節の靱帯の第一の役割は，前額面と矢状面の2つの平面において手関節を安定化することであると述べている（塩田訳，2006）．これは運動を制御しながら同時に運動の方向性を示し導く役割ともいえる．こうした靱帯の役割を心にとどめながら，手関節の運動上に重要なものと治療訓練に大きくかかわるものを中心に説明する．

ここでは，前項までで示した本書の考える手関節の骨構成から，遠位橈尺関節を構成する橈骨と尺骨間の靱帯から話を進め，橈骨手根関節を支える外在靱帯，そして内在靱帯，さらに特殊例として屈筋支帯と伸筋支帯について説明する．

3.2.1 遠位橈尺関節を支える靱帯

橈尺靱帯は，橈骨遠位端尺側部と尺骨遠位の橈側部を支える掌側と背側の2つの関節包靱帯であり，遠位橈尺靱帯もしくは掌側橈尺靱帯・背側橈尺靱帯ともいわれる．Williams & Warwick eds, 1980；山﨑他監訳，2012；相磯訳，2013；藤井総監訳，2003）．これらの靱帯は同時に，TFCCの橈骨尺側付着部の掌・背側の近位部に存在し（図3-7），遠位橈尺関節の運動を掌・背側からTFCCを助けるように補強・補助している（TFCCについての詳細は後述するが，PalmerとWernerは，遠位橈骨および手根骨尺側を遠位尺骨に結合させている軟骨靱帯性支持体に関し研究し，その報告の中でそれらを総称してTFCCという言葉を使った．Palmer et al, 1981）．

実際，農業などの力仕事に長期に携わってきた人に，尺骨茎状突起の背側への突出が目立つ人がみられる．筆者らは，これは強靱な手関節掌屈筋である尺側手根屈筋が鍬を用いた作業など手関節が強い握りを必要とする作業で繰り返し作用する中で，豆状骨を介して三角骨が背側に押されると同時に尺骨もやや背側に押し上げられるが，それを無理なく行えるように掌・背側の橈尺靱帯としてもゆるみをもった結果と考える．これについては，若い頃に透視画像によって手関節の掌・背屈運動を調べたときのことを思い出す．そこでみたことは，手関節の掌屈・背屈運動時における尺骨遠位頭の上下運動（掌・背側運動）である．当時はあまり信じられなかったが，今日までの臨床経験から納得せざるをえなくなっている．これは人類が二足歩行を獲得したのち手を使っている中で，長い歳月を経て種子骨である豆状骨を生んだものといえる．二足歩行で獲得した基本的な運動の一つである（獲物にむかって）槍を投げるという動作がよりスムースにできるように変化してきたのであろう．

こうした骨の自然な運動については，現在ではダーツ投げを対象として広く研究されている．ごく自然な運動ではあるが，臨床での評価は基本的な運動面で評価せざるをえないことも理解すべきである．

また，手関節の運動制限をもつ症例に，遠位橈尺関節での関節授動術を行うと多少運動域が拡大されることからも，橈尺靱帯の役割は大きいと考える．日常生活では，机の上に手をつくなどの長軸への負荷がかかる動作において，遠位橈尺関節はクッション的な役割を果たすと考えるが，その陰でこれらの靱帯が作用している．

尺骨茎状突起の背側への突出が目立つ人の手関節を注意深く観察すると，安静時では回外傾向がみられることも興味深い．これは強い握り運動の繰り返しにより近位手根骨列が関節面上で回旋を起こしている状態といえる．

3.2.2 手関節の靱帯

手関節の靱帯は，橈骨・尺骨から手根骨への靱帯と手根骨間の靱帯に分けられる．そして，これらは外在靱帯（前腕の橈骨・尺骨の2つの骨を近位付着部とし，手根骨に遠位の付着部をもつ靱帯をいう）と内在靱帯（内在靱帯は，手根骨間をつなぐ靱帯である．ただ，内在靱帯の一部は月状有頭骨靱帯のように外在靱帯の延長とも思われるものもある．また，外在靱帯の一部

の延長上に手根骨と中手骨をつないでいるような靱帯もあるが，これは外在靱帯の中に入る）とに分けられる（相磯訳，2013；藤井総監訳，2003；Bogumill，1988）(表3-2)．Oatisは，外在靱帯を掌側橈骨手根靱帯，尺骨手根複合体（尺骨手根靱帯を含む），外側側副靱帯，内側側副靱帯の4つに分けているが（山﨑他監訳，2012），この4つに背側橈骨手根靱帯を入れ，5つに分けるべきと筆者らはBergerの報告も含め表3-2にまとめた．この5つの靱帯のうち，両側の側副靱帯はあまり重要視されていないようである（嶋田他監訳，2012）．

❶ 橈骨手根骨間および尺骨手根骨間の靱帯：外在靱帯

■ 掌側外在靱帯

掌側外在靱帯には，橈骨と手根骨を結ぶ掌側橈骨手根靱帯がある．掌側橈骨手根靱帯は，橈骨舟状有頭骨靱帯，長橈骨月状骨靱帯，その深層に橈骨舟状月状骨靱帯があり，その近く尺側に短橈骨月状骨靱帯の4つに分けられることもある．しかし，これらを独立して靱帯というのではなく，線維束とよぶ研究者もいる（塩田訳，2006）．これら掌側の靱帯（線維束）は，背側の靱帯と比較すると厚く頑丈である．そして，伸展時に緊張を高め，運動を制限する（青木他監訳，2012）．さらに，詳しく述べると長・短橈骨月状骨靱帯は，橈骨遠位端の尺側かつ掌側部から月状骨の掌側近位部の粗面に付着する短いが強い靱帯である．この靱帯は，尺骨月状骨靱帯とともに月状骨の背側方向への力を制御しつつ，スムースな運動を促しているともいえる．橈骨舟状有頭骨靱帯は，橈骨遠位端の橈側手掌側から斜め遠位方向に有頭骨に向けて走行し，有頭骨掌側中央部に付着する．また，一部線維は舟状骨掌側中央部に付着する．橈骨舟状有頭骨靱帯は，三角有頭骨靱帯や索状靱帯（背側手根弓状靱帯ともいう．三浪専門編集，2007）などとともに，手関節運動において，舟状骨が索状靱帯上で回転し，有頭骨の安定化を果たしている（相磯訳，2013；山﨑他監訳，2012）．橈骨舟状月状骨靱帯は，橈骨遠位端の2つの関節面から起始し，橈骨月状骨靱帯より内側部にあり，舟状骨と月状骨間に存在する近位骨間靱帯を貫いて2つの骨内に付着するとされる．力学的には，伸長度が高く比

表3-2 主な外在靱帯と内在靱帯

	外在靱帯		内在靱帯
掌側	掌側橈骨手根靱帯 ・橈骨舟状有頭骨靱帯 ・長橈骨月状骨靱帯 ・橈骨舟状月状骨靱帯 ・短橈骨月状骨靱帯 掌側尺骨手根靱帯 ・尺骨有頭骨靱帯 ・尺骨月状骨靱帯 ・尺骨三角骨靱帯	掌側	放線状手根靱帯 月状有頭骨靱帯 舟状有頭骨靱帯 三角有頭骨靱帯 舟状大菱形骨靱帯 舟状小菱形骨靱帯
背側	背側橈骨手根靱帯 背側尺骨手根靱帯	背側	索状靱帯（背側手根弓状靱帯） 三角有鉤骨靱帯 舟状大菱形小菱形骨靱帯
橈・尺側	外側側副靱帯 内側側副靱帯		

較的柔軟であり，舟状骨に対し，月状骨は大きく動くことが可能である．ただ，手根不安定症において，舟状月状骨解離が最も多いとされ，弱い面もある（塩田訳，2006；中村総編集，2010；山﨑他監訳，2012；矢﨑他，2015）．

尺骨からは，月状骨に向けて掌・背側に尺骨手根靱帯（尺骨月状骨靱帯ともよばれる）が走行し，尺骨遠位部掌側面から月状骨近位部掌側粗面を結ぶ．これは，掌側橈骨手根靱帯と分けられることもある．このように，月状骨は橈骨月状骨靱帯と尺骨月状骨靱帯によって2つの前腕骨と強くつながりをもち，背側への脱臼はないとされる（三浪専門編集，2007）．別称として月状骨の掌側ブレーキというよび方もある（塩田訳，2006）．

■ 背側外在靱帯

背側橈骨手根靱帯は薄く，背側の関節包と区別するのはむずかしい．背側橈骨手根靱帯は，橈骨背側遠位部から舟状骨・月状骨や三角骨に向かって斜めに走行し，それらの背側面に付着している．月状骨への線維束（靱帯）は，月状骨の掌側脱臼を制御するといわれる（Viegas et al, 1999；Short, 2002；塩田訳，2006）．このように，背側の外在靱帯は背側橈骨手根靱帯が主な靱帯として，手関節の背側を補強しているとともに運動の方向づけをしている．

以上のように，手関節の主な靱帯は運動に大きく関与していることが理解できよう．

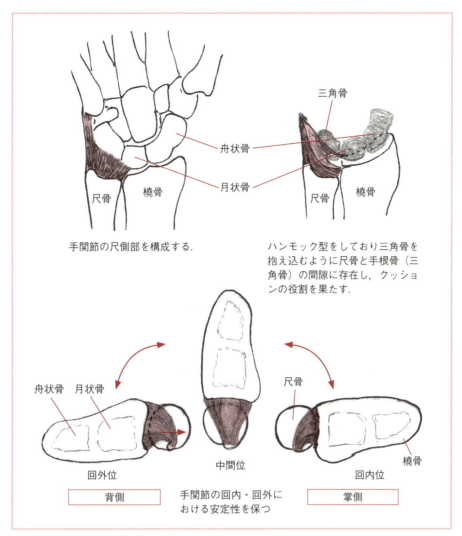

図 3-8 三角線維軟骨複合体（TFCC）の役割
尺骨と手根骨間のスペースに存在しクッション的な役割を果たす関節円板でもある．

そのほか，この外在靱帯に入れるべきか，少し疑問ではあるが，すでに出てきている関節円板でもある三角線維軟骨複合体（TFCC．一部を尺骨手根複合体とよぶ研究者もいる．山﨑他監訳，2012）についても話を進める．

❷ 三角線維軟骨複合体

従来，三角線維軟骨は関節円板，あるいは三角靱帯とよばれ，尺骨遠位部における手根骨の支持機構としての重要性がささやかれていた．そのようななかで，Palmerら（1981）は，関節円板そして固有三角線維軟骨として，尺側手根骨の支持機能のほかに遠位橈尺関節の安定性や尺骨手根骨間のクッション的な役割などの機能をもつという考えを提唱し，三角線維軟骨，関節半月 meniscus homologue，尺側側副靱帯，背側・掌側橈尺靱帯，尺側手根伸筋腱の腱鞘などにより構成されている複合体と考えた．

筆者らは，TFCC全体を関節円板と捉えるが，その一部は靱帯であると考える．簡単にいうと，尺骨と手根骨（三角骨）の間に存在するハンモック型のクッションといえる（図3-8）．このクッション（TFCC）は，橈骨尺側縁からは線維軟骨として，遠位の手根骨側は関節円板で，尺骨遠位関節面側は，線維性の靱帯として2層になって尺骨茎状突起に付着する．ただ，これらを尺骨茎状突起から橈骨尺側縁の背側，掌側への線維束（靱帯）に分ける研究者もおり（Schuind et al, 1991；Ekenstam, 1992），これによって前腕の回外・回内運動の制御が行われるといわれるが，それぞれの靱帯がどちらの運動の制御に携わるかは，両極端の研究報告があり，今後の報告を待つほかはない．

第Ⅲ章 手関節を知る！

このように，尺骨遠位端と手根骨（三角骨）間にはクッションがあることを心にとどめたうえで，次に，手根骨間の靱帯に焦点を当ててみよう．するとこれらの靱帯は有頭骨を中心としているということがみえてくる．

❸ 手根骨間の靱帯：内在靱帯

内在靱帯は手根骨間を結ぶ靱帯である．この靱帯は隣り合う手根骨間で形成される手根間関節を関節包のように覆う線維と考えることもできる．そこで，これらの靱帯も，はじめに掌側と背側に分けて話を進めたい．

■ 掌側の手根骨間の靱帯

手根骨の掌側部の靱帯は，有頭骨を中心に周りの手根骨，さらには中手骨への靱帯が放線状に存在する（放線状手根靱帯，渡辺，1999；吉川，2003）（図 3-7）．これは，見方をかえると，有頭骨が手関節運動における中心的な位置にあるといえる．

このように，有頭骨に目をやると放線状靱帯をみることができる．そして，これは遠位に丸く盛り上がった山のようであり，その近位に外在靱帯である掌側橈骨手根靱帯と尺骨手根靱帯が存在し，遠近に2つの山が重なったように靱帯があることがわかる．

有頭骨に付着する靱帯の一つは，有頭骨と月状骨間にある月状有頭骨靱帯で，これは外在靱帯である橈骨月状骨靱帯が遠位に伸びたように有頭骨頸部の掌側面へ走行しているものである．さらに，有頭骨の橈側に舟状骨と有頭骨をつなぐ舟状有頭骨靱帯がある．また，反対側の尺側には有頭骨から有鉤骨を超え，三角骨とつながっている三角有頭骨靱帯がある．

手関節の橈側に目を向けると，舟状骨と大菱形骨・小菱形骨をつなぐ舟状大菱形小菱形骨靱帯がある（藤井総監訳，2003）．これは舟状骨結節と小菱形骨を介して大菱形骨を斜めに結んでいる．これを舟状大菱形骨靱帯としている文献もある（弓岡他監訳，2015）．また，舟状骨と小菱形骨を結ぶ靱帯を舟状小菱形骨靱帯ともよぶ．このように，細かく分けている文献もあるが（藤井総監訳，2003），治療訓練では，はじめに述べたように有頭骨を中心に放線状に靱帯が存在し，有頭骨が手根骨の運動の中心にあることを知っておくことが重要と考える．

次に，豆状骨に目を移すと，豆状骨に付着する尺側手根屈筋腱の延長ともいえる有鉤骨の鉤 hook に伸びる豆鉤靱帯，そして第4・5中手骨掌側基底部を結ぶ豆中手靱帯がある（塩田訳，2006）．豆中手靱帯は，当然第4・5手根中手関節の一部も構成している．なお豆状骨の遠位背側をみると，三角骨と有鉤骨を支える三角有鉤骨靱帯がある（塩田訳，2006）．

■ 背側の手根骨間の靱帯

背側をみると掌側の山の突き出しのように走行する靱帯に比較すると，地平線のように横に走行している靱帯が多いようである．まず，手根骨近位に索状靱帯がある（これは，背側手根弓状靱帯ともいう．三浪専門編集，2007；Capener，1956）．索状靱帯は，三角骨の背側から月状骨の後角を経て，舟状骨の背側へと横行している．そして，内側側副靱帯と背側橈骨三角骨靱帯に至っている．さらに，手根骨遠位にはもう一つの索状靱帯が横に走っている．この靱帯は，三角骨の遠位内側から小菱形骨と大菱形骨に向かって有頭骨を超えながら，斜め遠位に向かって走行している．背側はこれだけではなく，橈・尺側に遠位に向かって走行する靱帯もある．そのうち，尺側には三角骨と有鉤骨を結ぶ三角有鉤骨靱帯があり，橈側には舟状骨から大・小菱形骨を結ぶ舟状大菱形小菱形骨靱帯が存在する．このように，背側をみると横断状に二層に靱帯が存在するが，海老の背に例えて考えるとよくわかるように，運動上では大きな制限因子となっていないことが理解できる．

以上のように，手関節にはさまざまな靱帯が存在し，8つの手根骨の複雑な動き・運動を制御している．

これまでに，骨構成（関節），靱帯構成について話を進めてきたが，手関節が動く環境とその特性については理解できたと思われる．もう少し理解しておかなければならないのが，屈筋支帯（横手根靱帯）と伸筋支帯である．次にこれらについて話を進める．

❹ 屈筋支帯（横手根靱帯）と伸筋支帯

■ 屈筋支帯（横手根靱帯）

屈筋支帯は，解剖学的には横手根靱帯とよばれる（武田他監訳，2013；嶋田他監訳，2012；相磯訳，2013）．ただ，セラピストの間では屈筋支帯とよばれることが多い．解剖学的範囲として近位にある掌側手根靱帯を

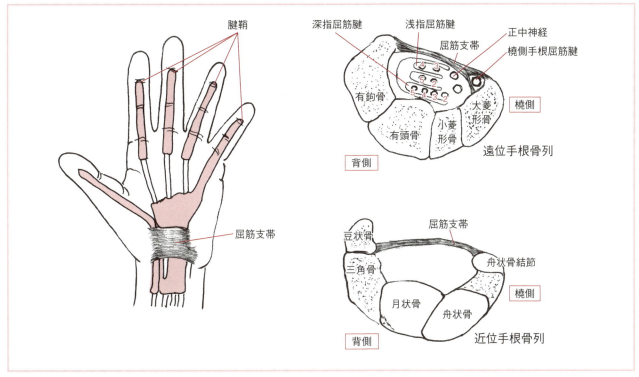

図 3-9　手根管
手根骨と屈筋支帯で構成される近位横アーチを形成するが，そこは，手根管とよばれ，浅指屈筋腱，深指屈筋腱，長母指屈筋腱，正中神経が走行する（数字は，2は示指の腱で，5は小指の腱となる）．

含めて述べる人もいる（相磯訳，2013）．掌側手根靱帯は，伸筋支帯につながっているといわれている．掌側手根靱帯を含め，屈筋支帯を近位の浅層（掌側手根靱帯）と横手根靱帯の深層の2層に分けることもできる（図 3-7）．

本書では，主に有鉤骨の鉤から大菱形骨をつなぐ掌側手根靱帯を屈筋支帯という．屈筋支帯は，伸筋支帯の対語的に捉えられることもある．この靱帯は，機能的にも，臨床的にも大きな意味をもっている．屈筋支帯は，舟状骨結節からも一部線維を出し，尺側の豆状骨粗面にも一部を伸ばしている約2.5 cm幅の丈夫な靱帯である．この靱帯の役割は，手掌を下にして机の上に手を乗せたとき，舟状骨，月状骨，三角骨，豆状骨の近位手根骨と大菱形骨，小菱形骨，有頭骨，有鉤骨の遠位手根骨列で構成されるアーチの底をつなぎ支えることである（図 3-9）．その結果，ここでは手根管が形成される．先ほど述べたようにその走行は2層（横手根靱帯と掌側手根靱帯）に分けることもできる．

この手根管は，母指・手指などへ向かう屈筋腱や正中神経・橈骨動脈が通り抜ける重要なトンネルである．

ただ手根管は，区画とよぶべきようなもので，動的にその容積は変化しない．したがって，手根管での炎症は，この部分の相対的な容積を拡大することになる．そのため，ここを通過する組織のなかでも一番柔らかい神経線維に影響を及ぼし，臨床症状である知覚症状（痛み，夜間痛）や筋機能の低下（母指球筋を中心とする）を起こす（茨木他編，2004）．

■ 伸筋支帯

伸筋支帯は，すでに触れたが，掌側からの掌側手根靱帯の延長でもあるようで，背側手根靱帯ともよばれる．尺骨・橈骨の遠位端から手根骨にかけて約2～3 cm幅の薄く，背側を横切るように走行する靱帯で，母指・手指および手関節伸筋群の腱の浮き上がり現象を抑え，それらの筋収縮が効率よく関節運動に置き換えられるようにトンネルを形成している（嶋田他監訳，2012；Williams & Warwick eds, 1980；相磯訳，2013）（図 3-10）．つまり伸筋支帯は，屈筋の靱帯性腱鞘のように滑車的な役割を果たしているといえる．当然ではあるが，この部分ではストレスを生じやすく，解剖学的に腱鞘が存在し，ストレスの軽減を図っている．

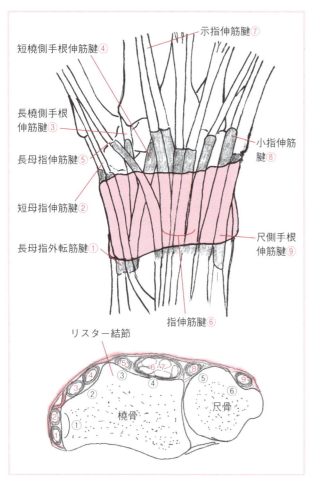

図3-10 伸筋支帯（色部分）と6つの区画（①～⑥）

伸筋支帯のトンネルの中は，区画compartment／tunnelとよばれ（武田他監訳，2013），6つの区画に分かれており，それぞれ特定の腱が収まっている．橈側からみていくと，第1区画は長母指外転筋腱，短母指伸筋腱，第2区画は長・短橈側手根伸筋腱，そしてリスター結節を越えて，第3区画は長母指伸筋腱，第4区画は指伸筋腱と示指伸筋腱，第5区画は小指伸筋腱，そして第6区画は尺側手根伸筋腱が通る．ここで，長母指伸筋腱のようにリスター結節の内側で大きく牽引方向を変える腱もある．この形態的な因子は，橈骨遠位端骨折でみられる．この腱の断裂の一因ともいえる．

このように，伸筋支帯は，手首（手関節）に巻くサポーターのように，掌側手根靱帯とともにこの部分をおおって保護しているといえ，その滑車的な役割とともに解剖学的にも重要な構造の一つである．

次に，この手関節を動かす力源（筋の構成）について話を進めていくが，その前に手関節の関節運動の特徴を少し述べておく．

3.3 手関節の運動とその特徴

本項では手関節の運動がどのような特徴をもっているか簡単にまとめる．

一般に，関節運動はその関節を構成する骨の形状，そして靱帯構成でおおむね，運動方向は決まる．

手関節の可動域については，1995年に日本整形外科学会と日本リハビリテーション医学会が従来のものを改定し，共同でその計測方法（基準線など）や参考可動域角度を報告している（表3-3）（日本整形外科学会他，1995；Sarrafian et al, 1977；今村，1987）．それでは，手関節の参考可動域角度は，背屈が0～70°，掌屈が0～90°，橈屈が0～25°，そして尺屈が0～55°とされている．この参考値には，臨床的に無理があるものもあるが，評価手順については報告で示された計測方法に沿って順次行われるべきと考えている．

さて，2つの医学会が示した手関節のそれぞれの運動特性について，Baurの考えをもとに作り上げた手関節の動作筋の力の及ぶ方向とその強さを示した図を参考に，すでに説明してきた手関節を構成する骨の形状，靱帯構成を加味して考えてみよう（図3-11）（Batmanabane et al, 1985）．

手関節の運動は，表3-3にも示したように，背屈（伸展），掌屈（屈曲），橈屈，尺屈がある．しかしながら，実際の運動ではわれわれが机上で考えるような一定の運動面で規則正しい運動は起こることなく，多くは運動方向がずれる．

図3-11は，上方への運動が背屈運動を示し，図の右方向は橈側への運動方向を示している．背屈への運動は，その主動作筋（長・短橈側手根伸筋，尺側手根伸筋）から橈側への運動傾向が表れる．これについては，橈骨遠位端の関節面が，橈側から尺側，そして背

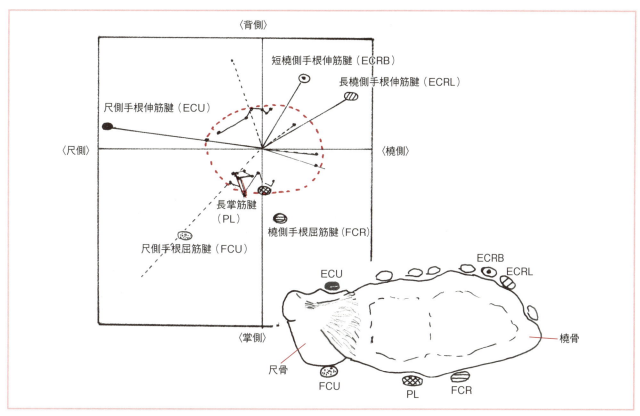

図 3-11 手関節を横切る筋の位置と力のベクトル

表 3-3 手関節の可動域と 2 つの関節（橈骨手根関節・手根中央関節）の運動割合
関節における運動割合については逆の説もあるが，本書では臨床的な立場から Sarrafian ら（1977）と今村（1987）の考えをとる．ただ，日常的な動作ではほぼ同等に使われる．

部位名	運動方向	参考可動域角度	基本軸	移動軸	測定肢位および注意点	参考図
手 （wrist）	屈曲（掌屈） （flexion palmar flexion）	90°	橈骨	第 2 中手骨	前腕は中間位とする	伸展／屈曲
	伸展（背屈） （extension/ dorsal flexion）	70°				
	橈屈 （radial deviation）	25°	前腕の中央線	第 3 中手骨	前腕を回内位で行う	橈屈／尺屈
	尺屈 （ulnar deviation）	55°				

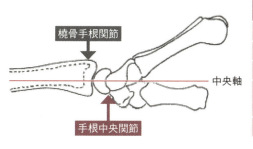

手関節運動・可動域	背屈		掌屈	
	橈骨手根関節	手根中央関節	橈骨手根関節	手根中央関節
Wright：1935	28°	16°	30°	50°
Horwitz：1940	24°	33°	18°	67°
Fisk：1970	66.6 %	33.3 %	50 %	50 %
Sarrafian ら：1977	66.5 % （37°）	33.5 % （18°）	40 % （26°）	60 % （40°）
今村：1987	52.9 %	47.1 %	33.5 %	66.5 %

側から掌側と傾斜をもち，この2つの傾斜を合成すると，背屈は橈屈傾向が生まれ，掌屈では尺屈傾向が生じることからも理解できる（前述．本章橈骨手根関節の項を参照）．これは，人類が二足歩行を獲得し，前肢を手として使い始めたときの基本的な動作の一つである槍を投げる動作からも予測ができる．そして，現在はレクリエーションで行われるダーツ投げで観察することができる．

一方，橈屈・尺屈でみると，橈屈は背屈傾向を伴う．また，尺屈は掌屈傾向を示す．このように，手関節では橈骨遠位端の関節面の形状が主体的に関節運動の方向を決め，かつそれぞれの運動に関与する筋群がよりいっそうその運動傾向を強めているといえる．

さて，手関節は複合関節であり，なかでも橈骨手根関節と手根中央関節の運動割合についてはさまざまな報告がある．1970年代からは**表3-3**に示すように背屈は橈骨手根関節が，掌屈は手根中央関節が主に動く（作用する）と報告されている（Sarrafian et al, 1977；今村，1987）．また，側方への運動は手根中央関節が主に作用するといわれている．側方への運動は，筆者の一人である小森がいうように槍投げから発展したダーツスロー様の運動方向が自然と思われる．そして，この運動は手根骨間のみで行われる（Crisco et al, 2005；森友，2006）．

ではこれらの運動を主導的に行っている筋群について，次項から説明する．

3.4 手関節の力源：作用する筋群

手関節は，複数の関節で構成された複合関節であることはすでに述べた．そして，それぞれの関節を構成する骨の形状から，その関節の運動方向が予測され，さらにそこで骨と骨をつなぐ靱帯によってほぼ運動方向は決定づけられていることを説明してきた．しかし，最終的に関節運動の方向を決定するのは"力源"である筋・筋群であり，さらにいえばそれぞれの関節運動に作用する方向を決める筋・筋群の走行である．手関節運動に関与する筋の全体を捉えるために，古い文献ではあるがBaurの報告を中心に，まずはそれぞれの筋の作用方向とその筋力からみていきたい（矢﨑，2005；津山他訳，2014）．

前出の**図3-11**にBaurの筋のベクトルを示しているが，筋の作用方向とその力の大きさを示したものと，それぞれの筋が手関節横断面ではどの位置にあるかを示す図を合成したものであるので，それぞれの筋の作用方向が理解しやすいと思われる．

手関節は，さまざまな手作業において単独に働くのではなく，作業の中で，一部の機能（役割）を果たしながら，重要な役割は手の作業の中でそれぞれの筋が効率よく作用するように手助けしあっているといえる．すなわち，複数の関節運動による生理的な共同運動のもとで効率よく筋活動が行われている（「2.5 共同筋と協同筋」参照）．

ヒトの日常動作では，長軸に沿っていくつかの関節が同時に働きながら，さまざまな目的動作を行っている．この関節運動のシステムは，同時に筋収縮の効率化であり，エネルギー消費の軽減でもある（「2.4 関節運動の効率化」参照）．これらの機能は，無意識のうちに働き，目的動作をよりスムースに行えるように，陰で支える役割を果たしている．これについては，第Ⅱ章の後半でも触れているので，ここでは復習をかねて上肢の運動の例で簡単に説明しておく．

日常的な例として書き間違えを消すためにテーブルの斜め前方にある消しゴムを取り上げるときの関節運動をみてみよう．まず手は斜め前方にある消しゴムに対して方向づけられ，伸ばされる．このとき，肘関節は伸展し，前腕にはやや回内運動が加わる．一方，手関節は，ゆっくりと軽度掌屈，かつ尺屈する．同時に手は広げられる．手指や母指は伸展している．

この一連の目的動作では，手関節の掌屈・尺屈は手関節レベルで指伸筋を伸長し，同時に手指の屈筋群の腱は弛む．このことから，指伸筋の伸長はわずかな筋収縮でも関節運動を起こし，同時に屈筋腱のゆるみはそれを助けることがわかる．それは，少ない努力（収縮：エネルギー）で一つの動作を行うことができるということである．このように，普段のヒトの目的動作は無意識下に極力わずかな筋力で行われているのであ

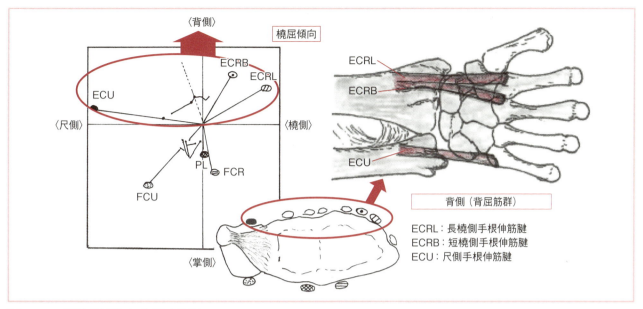

図 3-12 背屈（伸展）に作用する筋

る．これは，すでに示したように筋の収縮度は少なく，当然筋のエネルギー消費も抑えることが可能になることでもある．

この効率のよい運動を行うために非常に重要な役割を果たしているのが，いつも忘れられた存在で表面には出てこない伸筋支帯・屈筋支帯である．この2つの靱帯について思い出してもらったところで，手関節のそれぞれの運動における筋の作用を考えてみよう．

3.4.1 背屈（伸展）運動と作用する筋

手関節背屈では，舟状骨・月状骨が橈骨の遠位端の関節面を掌側にすべり，やや回内する．そして，有頭骨が月状骨遠位関節面をすべり，掌側へころがる．背屈運動では，Sarrafianらや今村がいうように，橈骨手根関節が主に作用する（表3-3）（Sarrafian et al, 1977；今村，1987）．背屈運動に作用する筋は，図3-12のBaurの図に示したように，3つの主動作筋（長・短橈側手根伸筋，尺側手根伸筋）が働く．ただ，手指や母指の伸筋群も補助筋として働く．

Baurの図から，長・短橈側手根伸筋は尺側手根伸筋よりも背屈方向により強く作用していることが理解できる．また尺側手根伸筋は尺屈方向には強く作用すること，そしてかなり筋力が大きいことも理解できる．

実際，ペグ動作など手の空間動作における手関節の運動を筋電図学的にみると，尺側手根伸筋が予想以上に働いていることを最近経験した（緒方，2012）．この結果から考えられたことは，目的動作を遂行するなかで，尺側手根伸筋は長・短橈側手根伸筋の橈側方向への運動傾向を制御しながら，手関節を中間位，あるいはやや尺屈位に維持しながら特に手関節の側方への運動調整を行っているということであった．

橈骨の遠位端の形状と筋の走行（それぞれの筋の力関係）を考えると，手関節背屈運動は橈屈傾向があるが，日々の生活の中でこれの運動制御を行っているのは尺側手根伸筋であることが理解できる．このようにみると尺側手根伸筋の手関節での機能的な役割は非常に重要であるといえる．

臨床での背屈運動の問題は，3つの主動作筋の支配神経である橈骨神経損傷である．橈骨神経損傷は，なんらかの状況で，例えば歓送迎会の時期や忘年会・新年会の時期に酩酊状態になり，数時間同じ肢位でいるなどして橈骨神経の走行部位に圧が加わり起こることが多い．宴会で楽しく飲んでいるときはいいが，飲みすぎて気がついたときには自分の手がお化けの手のように垂れていて，手関節の背屈ができなくなっていること（下垂手）に気がつく．下垂手は，徐々に回復していくが，回復の途中で十分に筋力が伴っていないと，手関節背屈時に，筋力不足を補うために指伸筋の働きを借りることになるため，テノディーシス様作用が失

われ，手関節の本来の運動様式が崩れてしまうことが多い．すなわち，本来なら手関節の背屈運動は手の多くの作用でみられるように手指・母指は屈曲運動を伴うものである．

橈骨神経損傷による下垂手は，手関節背屈力を失った結果であり，この状態が続くと拮抗筋である手関節掌屈筋群や手指の屈筋群は普段の長軸方向への動的な牽引力を失い，短縮傾向となり，同時に容易に萎縮し，手関節の他動的な背屈制限をも引き起こすことになる．その結果，これら拮抗筋の機能低下を引き起こす．その防止のため，装具（スプリント）などで手関節を背屈位に保ち，拮抗筋を長軸方向へ伸長することで機能低下を最小限にする（やさき，2015）．スプリントの適用にあたっては筋の生理的収縮機能を考慮して，この牽引力が動的に変化するように支持するとよい．

次に，手関節掌屈について説明する．

3.4.2 掌屈（屈筋）運動と作用する筋

掌屈時，月状骨は橈骨遠位端の関節面を背側にすべり，有頭骨は月状骨の上を背側方向にすべり，ころがる．そして，この運動は，主に手根中央関節によって行われる（表3-3）．手関節の掌屈に作用する筋は尺側手根屈筋，長掌筋，橈側手根屈筋である．

掌屈筋群のうち橈側手根屈筋は長掌筋のすぐわきの手関節の正中位に近いところを走行しており，したがって橈側方向への力は十分に発揮できないことが理解できる．尺側手根屈筋は尺側を走行するが，潜在的な筋力が大きく，その力は尺側の方向へもかかるが，掌屈方向への力のベクトルも大きい．最も表在にある長掌筋は手関節の掌側の真ん中を走行し，掌屈のみに働いている（図3-13）．

このようにして掌屈筋群全体をみると，尺屈傾向はもつが，より掌屈に強く働いていることがわかるだろう．このことは，臨床的にも，特に，脳血管障害後の患者の多くに手関節の掌屈筋群の筋緊張の亢進がみられ，屈曲拘縮を呈していることからも理解できる．

臨床的にみて，先に説明した橈骨神経障害と比較すると，これら掌屈筋群を支配している正中神経や尺骨神経損傷は少なく，また手の作業方向は掌側が下（机上）に向いていることが多いため，多少の筋力低下は大きな影響はないようである．また，この2つの神経が同時に損傷を受けることもないため，訴えは少ないようである．

しかしながら，脳血管障害後の手関節の屈曲拘縮，すなわち掌屈筋群の筋緊張の亢進は大きな問題となり，回復を遅らせる一因ともなる．ときに，回復期の途中で手関節を機能的な肢位（やや背屈位）で保持する目

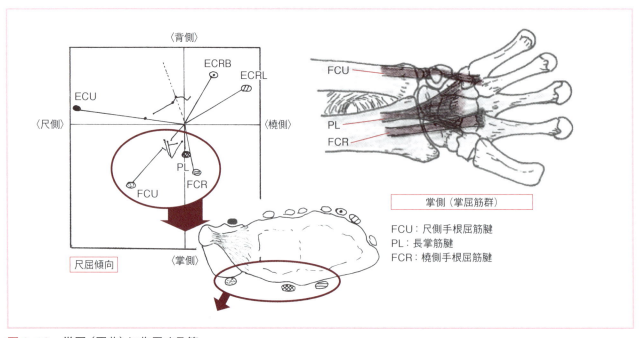

図3-13 掌屈（屈曲）に作用する筋

的で，カックアップスプリントを利用することもよいと考えている．なぜなら脳血管障害の患者の中には，手関節が持続的に屈曲位に置かれることによって，この複合関節の一部を構成する近位手根骨列が背側にはじけられるように，やや突出した状況が生み出される人がいるからである（図 3-14）．長掌筋の筋緊張は手掌腱膜に合流し，手部全体を掌屈方向に牽引するため手根骨全体が背側に押されるが，このとき遠位手根骨列は中手骨と一体化しており，近位手根骨列が背側に押される結果を生むと考える（矢﨑，2014）．したがって，筆者らは回復早期から長掌筋に対する伸長を行うようにしている．

この状態は，そのほかの疾患でも，長期にわたり手関節が屈曲状態に置かれた症例にみられる．

実際，それは手関節の一部が背側に突き出されるようにみえ，この部分を触診すると近位手根骨列の飛び出たような状態を確認できる．これを改善するには，手関節を牽引しながら軽く近位手根骨列を掌側に押しながら橈骨遠位端の関節面での角運動（背屈運動）を地道に試みるほかに方法はないと思われる．これによりある程度は改善できるが，手関節の背屈筋群の改善がなければ根本的な解決にはならない．そのため，治療初期から，スプリント療法を加えた総合的な治療訓練が必要であろう．

次に，手関節の橈屈と尺屈に作用する筋について説明する．橈屈・尺屈運動は，主に手根中央関節で行われているといわれる．橈屈では，近位手根骨列が橈骨遠位端の関節面を尺側へすべり，有頭骨が近位手根骨列で形成された関節窩内をころがり，橈側へ屈曲する．一方，尺屈では同じように近位手根骨列が橈骨遠位端の関節面で橈側へすべり，関節窩内をころがりながら尺側へ屈曲する（Youm et al, 1978；Arkless, 1966）．

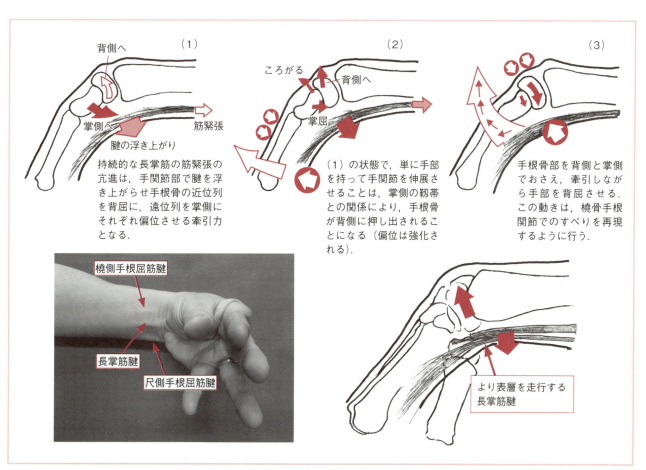

図 3-14 牽引方向の変化と関節の変形力
尺側手根屈筋は，強い主動作筋であるが，変形力としてはあまり悪さをしない．一方，ほかの 2 つの筋の緊張の高まりは，実質的な屈曲拘縮の原因となる．特に中央を走行し，手掌腱膜に広がる長掌筋の比重は大きいと思われる．

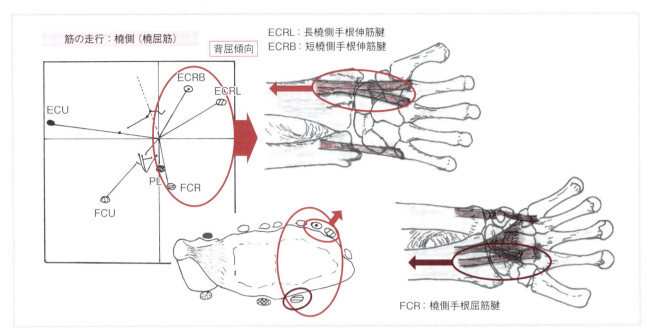

図 3-15 橈屈に作用する筋

3.4.3 橈屈運動と作用する筋

手関節の橈屈運動は，非常に興味深い筋活動の形態をとる．一つの関節に作用する拮抗関係にある筋が同時に作用することによって新しい運動を生み出すのである．これは同時に協同筋の関係にあるということができる．

ここでは動作筋として背屈筋の長・短橈側手根伸筋と掌屈筋の橈側手根屈筋が同時に作用することで橈屈運動が生じる（図 3-15）．これらの動作筋を比較すると，長・短橈側手根伸筋のほうが橈側手根屈筋よりも，より橈屈傾向が強いため，ここでの運動は背屈傾向を示す．これは，前述の橈骨遠位端の形状的特徴からもうなずけよう．ただ，Berger は主に作用する筋は長母指外転筋としている（Berger, 1996）．

次に，尺屈に作用する筋について説明する．

3.4.4 尺屈運動と作用する筋

尺屈運動は，橈屈運動同様に背屈・掌屈運動からみると同時協同筋の関係にある筋が動作筋となっている（図 3-16）．ここでの動作筋もその筋力を比較すると，尺側手根屈筋のほうが尺側手根伸筋のそれよりずっと強いため，尺屈運動は掌側方向へ引っ張られる傾向を示す．

このように，手関節に作用する筋群について理解することで，普段の手作業において手関節が使われているときの機能的な肢位の傾向を予測することができる．

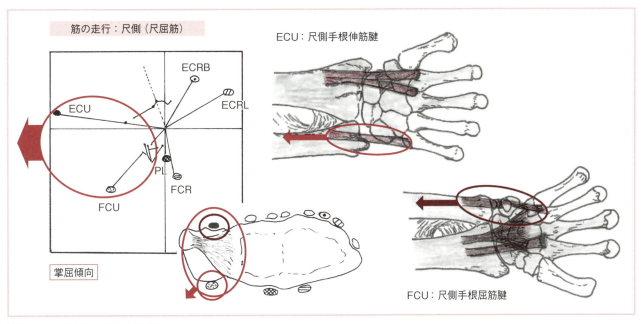

図 3-16　尺屈に作用する筋

3.5　臨床でのチェックポイント

　ここで，筆者らが手関節のリハビリテーションをスムースに進めるにあたり注意している点について，大きく2つのポイントを挙げておく．

3.5.1　生理的共同運動の再構築

　生理的共同運動については，すでにいろいろな場面で説明を繰り返してきているが，非常に重要でありながら臨床では十分に治療訓練に導入されていないことが多い．

　生理的共同運動は，われわれの日常生活で行われているすべての運動に関わることで，見方をかえると，四肢での長軸（近位から遠位）上の複数関節の協調運動のすべてでもある．この生理的共同運動は，手の動作では手関節から手指・母指の協調運動をさし，臨床ではテノディーシス様作用ともいわれている．

　臨床において患手を使える手，そして患者が使ってくれる手にするためには，このテノディーシス様作用の運動様式の再構築が重要である．食事をするときの，箸を取り上げる動作を例にあげて説明する．

　箸を取り上げる動作では，手を箸に向けて伸ばす．このときの目的物（箸）に手を近づける運動を考えると，手は拡げるので手指・母指は伸展する．同時に，手関節に目を向けると，ここでは掌屈方向に運動が起こっていることが理解できる．このようにして，箸はスムースに取り上げられる．

　この一連の動作において手指・母指の伸展は，拮抗筋である深指屈筋・浅指屈筋，さらには虫様筋を同時に牽引することになる．そこには，それぞれの筋の自然張力があり，本来ならばこれら全体の力に対する筋力も必要となる．しかし，実際に動作を試してもらえばわかるように，そのような筋活動を経験することはない．ここでは，動作筋が拮抗筋を伸長するのではなく，拮抗筋が緩むといったほうがよい．つまり手関節を軽度屈曲するだけで浅指屈筋・深指屈筋腱は緩み，同時に虫様筋もその恩恵を受ける．これにより，動作筋は関節運動のみに専念できることになり，スムースかつほとんど労力を必要せずに運動を行うことができる．これをテノディーシス様作用といい，生理的共同運動の一つである．生理的共同運動では，長軸の関節間で効率よく運動は行われ，エネルギー消費を最小限にするとともに，筋の収縮度も最小限ですむわけであ

る.

そこで，治療訓練の初期から自動運動・他動運動のどちらかが開始できるならば，この運動様式が再構築できる訓練を繰り返し行うことが重要であると考える．特に，異常な運動様式を学習する前に生理的共同運動という基本的な運動様式の再構築を行うことが重要であろう．

さて，臨床でみられる"悪い癖"も知っておく必要があるので，ここで紹介する．

訓練においてにぎり動作，あるいは手指の屈曲運動を行うと，患者は，ただ一心不乱に手のにぎり・屈曲訓練を行う．観察してみると，ただ手指・母指を屈曲させることにのみ集中しているようである．もちろんこのとき手指・母指の粗大屈曲を行うこと自体は問題ない．しかしながら，できるかぎり手指を屈曲させようとするがゆえに手関節も同時に屈曲させているのをよくみかけるのである．この光景は，整形外科疾患でも，中枢性疾患でも共通してみられるものである．テノディーシス様作用に反したこのような手指・母指の運動時の異常運動（手指・母指とともに手関節も屈曲する）を修正するのは，大変な労力（努力・時間）を必要とすることが多い．

一方，手関節の伸展の訓練でも異常な運動様式をみることがある．その例として，橈骨神経損傷の回復過程でみられる現象がある．橈骨神経損傷は，圧迫障害が多く，軸索損傷でもあるが，その回復には時間がかかり，橈骨神経の神経支配の近位部から徐々に回復してくる．そのような回復過程で，長・短橈側手根伸筋が回復し始めたが，手関節を背屈するだけの十分な筋力をもたない時期がある．この時期に，ほかの指伸筋の回復がみられると，患者は手関節背屈時にこの指伸筋を補助筋として使い，手関節の伸展に手指の伸展も導入して行うことも多く，本来の手関節背屈時の手指の屈曲という運動様式は消えてしまう．このように，患者が一生懸命に背屈を行おうと努力するがゆえに，指伸筋が優位に作用して手関節の背屈運動をするところをみる．

このようなことからも，最大限の努力で屈曲や伸展を行うことではなく，回復初期の筋力の弱い時期から，繰り返し基本的な生理的共同運動の再教育を行うことが必要と感じている．

3.5.2 分廻し運動

■ 筋収縮の切り返しの再教育

筋収縮の切り返しの再教育は，筆者の一人田口が積極的に取り入れ，実践している治療訓練法の一つである．これは非常に重要な点であり，治療早期から少しずつ取り入れることをすすめる．

この治療訓練法は，第Ⅱ章で説明した手関節の運動特性の一つである同時協同筋にも関係してくるので，ここで詳しく説明を加えたい．

われわれセラピストの多くは，手関節運動の再構築を目指した訓練では背屈・掌屈，あるいは橈屈・尺屈と二次元的な運動の再構築に取り組むことが多い．しかしながら，手関節の関節構成について，橈骨手根関節と手根中央関節が長軸に2つ並んでいるともいわれるが，この関節での総合的な運動は球関節としての運動様式をもつという者もいる．その運動様式は，分廻し運動に集約される．この分廻し運動こそ，筋収縮の切り返しが必要な運動である．

図3-17に実際の例を示す．手関節を背屈させ，徐々に尺屈方向への運動を行うと，長・短橈側手根伸筋から尺側手根伸筋の筋活動が高まる．さらに，尺屈から掌屈へと運動が進むと，長・短橈側手根伸筋は筋活動を止め，一方では尺側手根屈筋の筋活動が高まる．そ

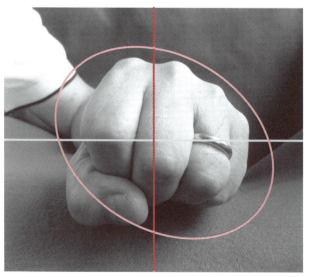

図3-17 分廻し運動
手関節での分廻し運動は，手関節の運動特性を反映しその運動軌跡は楕円形であり，かつ橈背側から掌尺側へ傾いたものである．

して，このまま掌屈が進むと長掌筋・橈側手根屈筋が加わり，純粋な掌屈運動となる．

上記のように，手関節の分廻し運動には，関節の可動性も必要ではあるが，同時に筋の収縮の切り返しも必要とする．

したがって，臨床では手関節の関節可動域が不完全であっても（多少の関節運動の制限があっても），早期から手関節の分廻し運動（手関節をくるくる回す運動）を取り入れるべきと考える．この分廻し運動時に，手関節のすべての筋が動きとともに徐々に役割を変えながら働くのである．これは見方をかえると，動きとともに，それぞれの運動方向に必要な筋が段階的に筋収縮を切り替えることでもある．したがって，筋収縮の切り替え訓練を早期から治療訓練を取り入れることは，より早期に自然な手関節の運動を獲得することに

つながると考える．

多くのセラピストは，手関節での掌屈・背屈，あるいは橈屈・尺屈運動は熱心に行うが，これらの運動の合成運動としての分廻し運動をプログラムに入れているものは少ないと思われる．実際の手の使用においては不可欠な機能でもあり，治療プログラムに取り入れるべきと考える．そこで，筆者である小森がいうように，分廻し運動の準備段階として治療早期からダーツ投げ様運動を導入して手根骨間の運動を改善し，同時に手根中央関節の動きを引き出すようにプログラムを組み立てることが必要で，またさらにプログラムにおいて，運動方向が変化していくなかで段階的に順次筋の収縮を切り替える内容を組み込むことが重要である．

3.6 日常生活と手関節

日常生活の中で手関節の役割を果たすには，"運動域"の確保が不可欠である（Ryu et al, 1991）．それは，どの関節でも同様である．そこで，日常生活動作では手関節はどのくらいの関節可動域が必要であるか考える．また，さまざまな日常生活動作では，どれだけの関節可動域が必要とされているかを知ることで，手関節がどれだけ日常生活で陰の力となっているかを理解することができる．これに関連して，筆者の一人は多くの患者をみているなかで，気がつくのが遅く，非常に恥ずかしい経験をしている．それは，日常生活の中でも立ち上がり動作・移乗動作・移動動作に必要な手関節の背屈方向への運動域が，教科書で学んだ以上に必要であることに突き当たったことである．特に，移動動作時や身体の支持を司る下肢機能の低下（脳血管障害片麻痺，変形性膝関節症，股関節障害などの結果）がある場合は上肢機能の補助的役割としての代償（支持力）が不可欠であることを考えると，必然的に手関節の運動域が，今まで考えていた以上に必要であることに気がつく．これは，岡﨑らの報告が物語っている（岡﨑他，2016）（図3-18）．また，長い間杖歩行やシルバーカーに頼った移動を余儀なくされている人は，手関節の背屈運動域が著しく拡大され，一方では掌屈

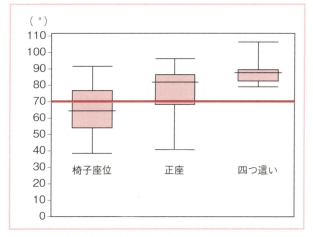

図3-18 各立ち上がり動作に必要な手関節の背屈領域
（岡﨑他，2016より）
各課題に必要な手関節の背屈領域
正座・四つ這いからの立ち上がりは日本整形外科学会および日本リハビリテーション学会が定める手関節の関節可動域の参考値以上の可動域が必要

運動域が減少している現状があることを忘れてはならない．

また，手関節の運動制限は，立ち上がりにおける手の使用法を変化させていく．そのなかには手指への負担も大きくなり，危険性を伴うものもあり，注意していかねばならない（図3-19）．

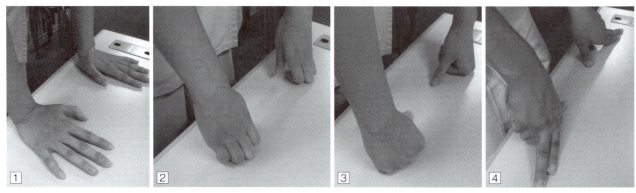

図 3-19 立ち上がりの手の使用の変化
①は，一般にみられる手の付き方であるが，手関節に痛みがあったり，運動制限が存在すると手の付き方は②～④のように変化し，不安定感は増す．

表 3-4 手関節に作用する筋

筋名	起始	停止	神経：髄節	作用
橈側手根屈筋	上腕骨内側上顆	第2・3中手骨底の掌側面	正中神経：C6～7	手関節：掌屈（屈曲）・橈屈，前腕：回内
長掌筋	上腕骨内側上顆	手の屈筋支帯，手掌腱膜	正中神経：C7～Th1	手関節：掌屈（屈曲），手掌腱膜を緊張させる
尺側手根屈筋	上腕頭：上腕骨内側上顆 尺骨頭：肘頭，尺骨後側面	豆状骨，有鉤骨鉤，第5中手骨底	尺骨神経：C7～Th1	手関節：背屈（伸展），尺屈
長橈側手根伸筋	上腕骨外側上顆	第2中手骨底背側面	橈骨神経：C5～8	手関節：背屈（伸展），橈屈
短橈側手根伸筋	上腕骨外側上顆	第2・3中手骨底背側面	橈骨神経：C5～8	手関節：背屈（伸展），橈屈
尺側手根伸筋	上腕頭：上腕骨外側上顆 尺骨頭：尺骨後側面	第5中手骨背側面	橈骨神経（深枝）：C6～7	手関節：背屈（伸展）・尺屈

このほかに，手関節屈曲には浅・深指屈筋，長母指屈筋，長母指外転筋が補助する．また伸展には指伸筋，示指伸筋，小指伸筋，長母指伸筋が補助する．橈屈には長母指伸筋，短母指伸筋，長母指外転筋（研究者によっては主に働く筋としている）がそれぞれ補助する．

そこで，はじめに日々の生活の中でどのような可動性を必要としているかについて，Ryuら（1991）の報告を紹介する．Ryuらは身の回り動作，調理・食事動作，そのほかの動作（ハンマーの使用，ドライバーの使用，鍵をあける，立ったり座ったりなど）の3つの領域に分けて手関節の運動域を調べている．この結果をみてみると，掌屈・背屈はともに40°，橈屈・尺屈は尺屈が30°ほど必要であるが橈屈は10°ほどあれば十分であることが報告されている（Ryu et al, 1991）（図3-20）．一方，手関節の掌屈・背屈のみの研究報告ではあるが，Burmfieldらは屈曲10°から背屈35°ほど必要であるとしている（Ryu et al, 1991）．そこで，この手関節の掌屈・背屈の動きを比較すると，40°ほどの背屈運動域が必要であることが理解できる．

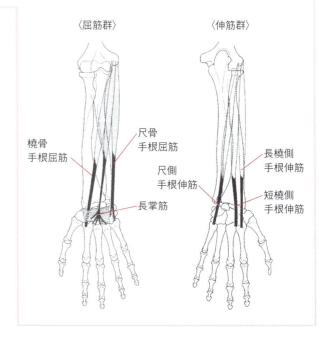

これらは，さまざまな日常生活動作における必要とされる手関節の運動域である．ただ，当然ながら研究対象となった動作だけで生活ができるわけではない．特に，日本人の場合は和式生活，すなわちお膳での食事や布団での生活を考えると，もっと広い可動域が必要と思われる．それについては，すでに紹介した岡﨑らの報告から理解できるように，和式生活での立ち上がり動作などでは日本整形外科学会および日本リハビリテーション学会が定める手関節の関節可動域の参考値よりもはるかに広い可動性を必要としているといえよう．

　以上のように，われわれセラピストは手関節の可動性と日常生活との関係を十分に理解して，患者の評価，治療を行う必要がある．

　最後に，表3-4に手関節運動に関与する筋の起始・停止，神経（髄節），作用をまとめる．ここに掲載した以外に，手関節屈曲には浅・深指屈筋，長母指屈筋，長母指外転筋が補助する．また伸展には指伸筋，示指伸筋，小指伸筋，長母指伸筋が補助する．橈屈には長母指伸筋，短母指伸筋，長母指外転筋がそれぞれ補助する．

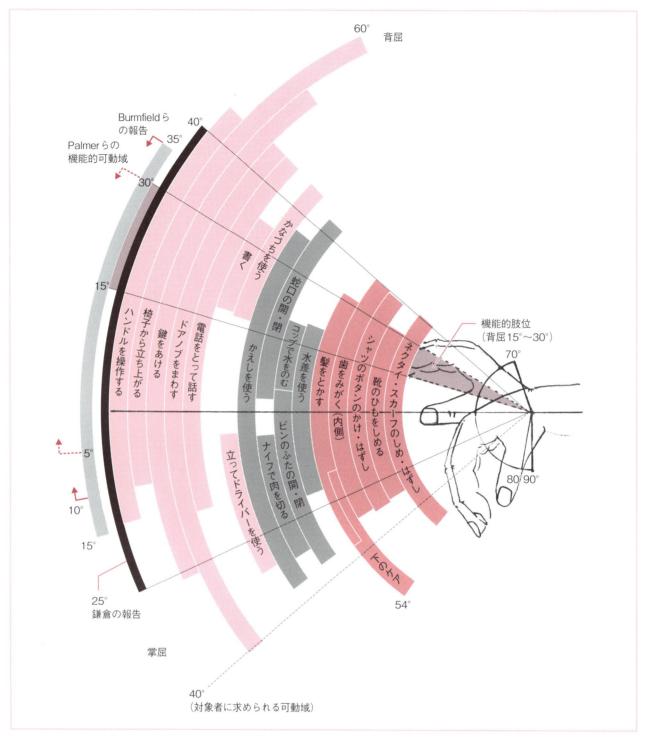

図 3-20A　いろいろな動作における必要な可動性— a：掌屈・背屈

上限値は，いずれの場合も背屈運動域に分布していて動作群間の差は少ないが，下限値は動作群間による差が大きい．変化幅が少なめで通常背屈運動域のみで行われる動作すなわち，グラスの操作，洗顔のような動作と，変化幅が大きくほとんど常に掌屈運動域と背屈運動域にまたがるもの，すなわち，トイレットペーパー，櫛，鋏（曲線を切る場合），広口びんの蓋，歯ブラシ，フォークの操作のようなもの，およびその中間に位置するもの，とがある（鎌倉，1977）．鎌倉の鉛筆の結果の一つは 35°〜56°背屈と Rye のそれに近い．

以上をまとめれば，鎌倉の実験でとりあげた範囲の動作を正常平均から 3 倍の標準偏差以上偏らない肢位で行うためには，指の開閉可能な手関節肢位は，少なくとも，掌屈 15°くらい〜背屈 35°くらいの範囲にわたっていなければならないことになる（2 倍の標準偏差以内に入るためには掌屈 25°〜背屈 40°までで，この幅は 50°であるが，肢位変化幅の要求の最も高いトイレットペーパー使用のそれが最低 47°（平均値−36×標準偏差）であって，ほぼ一致している値となっている．

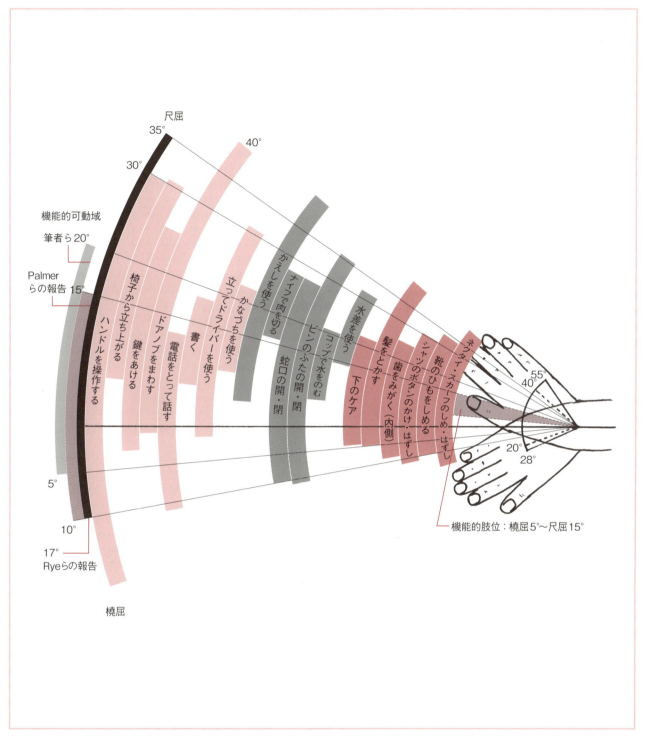

図 3-20B　いろいろな動作における必要な可動性— b：橈屈・尺屈

Rye らの報告をみると尺屈 40°から橈屈 17°が必要である．これをみると臨床的にいわれている尺屈 40°から橈屈 20°の可動域の中でも，尺屈はぎりぎりまで使っているといえる．高齢化の中で橈骨遠位端骨折後の保存療法では，たびたび尺屈運動域をとりもどせず，対象者が，手の使い勝手に違和感を持ち続けるのも当然と思われる．ただ，Rye らの報告から尺屈 35°～橈屈 10°であるとほぼ問題はなくなる．Palmer らは，機能的可動域は尺屈 15°～橈屈 10°としているが，尺屈 20°～橈屈 5°のほうが実用範囲と考える．臨床的にみて機能的肢位は橈屈 5°～尺屈 15°と考える．

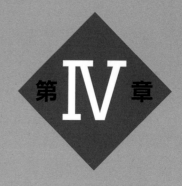

第Ⅳ章

手部を知る！

第Ⅳ章 手部を知る！

はじめに

　この章では，**手部**の動き・運動について説明をする．ところで，読者の中には"手部ってどこのこと？"と疑問に思う方もいると思われる．

　特に，第Ⅱ章で本書の理解のために"動き・運動"に関する定義や用語の説明をしてきたので手部に関してもどんな動き・運動があるのかという疑問が起こるのではないかと思われる．また，手部はどの部分（範囲）を示しているかを考えたとしても疑問が浮かぶのは，当然と考える．

　この章では，ほかの章の構成とは異なるところもあるが，説明を進めていく．

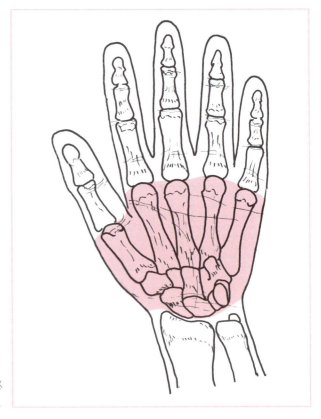

図 4-1　手の中の手部
手関節や母指とも重複するので注意が必要であるが，色アミの範囲を手部とする．

4.1　手部の骨構成

　手部は，指（母指 thumb・手指 fingers）の運動基盤であり，支持部でもある．そして，指とともに手を構成している．そのため，手部を定義することはむずかしい．本書では，手関節と重複する部分が多いが，中手骨が関節を構成していることから考察して，遠位手根骨列はもとより，8つの手根骨と5つの中手骨を手部と考える（図 4-1）．本章ではこれらの骨が構成する関節，およびそれらの運動をすべて説明するのではなく，すでに手関節の章（第Ⅲ章）で説明した手根間関節は省く．また，手部の骨構成には第1中手骨のように母指の一部（TMC関節）として捉えるべき部位もあるが，手部として基本的な機能に関与している部分については説明を加えていく．

　はじめに，われわれが意識せずして手を使っている中で，手部がどのような機能解剖学的な役割を果たしているのかについて説明していきたい（Williams & Warwick eds, 1980；相磯訳, 2013）．先ほど示した手部の定義の範囲を前提に話を進める．手部のなかでも非常に重要と思われる手根中手関節 carpometacarpal joint（以下，CM関節），特に可動性をもつ第4・第5 CM関節を中心にその動きや運動について解説し，把持や手のアーチなどに必要な第1 CM関節（TMC関節）についてはそのつど触れていく．そして，母指や手指本来の運動・動作の理解につなげるために，手の基本的な運動様式（把握動作・非把握動作）について話を発展させていく．

　第4・5 CM関節での運動は，基本的には運動である．しかし，多くの場合は手の運動・動作に伴って起こるもので，単独で随意的に行われることはまれである．したがって，本書で定義した運動・動きの概念からは少しかけ離れていると考え，ここでは**現象 phenomenon**として捉えるべきかもしれない．

ただし手全体の運動基盤としての役割（働き）をもつ手部としての第4・5 CM関節の運動は，手の運動・動作に伴って起きる他動的なもので，現象の範囲と考えられるが，この2つのCM関節そのものの運動は筋活動によって起こるものである．そこで，本書では母指のCM関節（TMC関節）や第4・5 CM関節を含めた手部の静的な動的変化を"運動・動き"という用語で表現しながら話を進めたい．

4.2 把握動作と非把握動作（圧排動作）

われわれの，手を使うという動作は，基本的に**把握動作**と**非把握動作（圧排動作）**の2つに大きく分けることができる（矢﨑，2005）．この2つの動作は，手の運動そのものであり，動的でもあり，静的でもある．この手の静的な状態は，次の動作の開始肢位（静的肢位）でもある．この静的肢位が随意的に変化し，次の静的肢位に変化するなかで静と動を繰り返し，これが手の運動であり，そのようにして手は使われる．その運動基盤が手部である．そこで，ここではこの把握動作と非把握動作の2つの動作について，またそこに隠されている手部の動き・運動として取り扱う動き・動作に伴って起こる現象も含めて，考えてみたい．

さて，手はわれわれの日常生活において休みなくさまざまな目的をもって作用している（働いている）．その作用のなかでも動的なものが，手の目的動作の中での把握動作である．一方，静的，すなわち一定の肢位を保つことで作用している陰の作用が非把握動作である．

このように，見方をかえてみると，把握動作と非把握動作は手の動的作用と静的作用と捉えることもできる．しかし，その分類では両者の間に境界線がないことも確かである．そして，これらが手の動作（作用）を現わしていると同時に役割である．そこで，これら2つの動作（役割）を中心に話を進めていきたい（Napier, 1956；鎌倉他編著，2013；Taylor et al, 1955）．

4.2.1 把握動作

把握動作とは，手が一つの目的動作の中で動的に働いている動作のことである．実際の日々の動作でいえば目的に応じて対象物を把持・保持することである．把持は目的物をもつことであり，把持そのものは静的形態（把持様式）である．しかし，把持状態に至るまでは対象物・目的物に合わせ，指を開き，そして保持するのは動作で把握動作である．これは継時的に変化するため，把握動作として動的作用と考える．

そこで，日々われわれが使ういろいろな把握動作をもう少し注意して観察する．すると，そこにはつまむ，握るなどいろいろな把持様式があることに気づく．さらに，この把持形態である静的な状態を注意深く観察すると，把握動作には2つの形態的特徴が隠されていることが理解できる．

その一つが，動作の中で指の指腹が主に使われ，手掌は関与しない把持様式である．また，もう一つは手指の動作でありながら，手全体が一体化して働く把持様式で，手掌を含めた動作である．これらはそれぞれ，**"つまみ pinch"**と**"にぎり grip"**の動作であり，把握動作の基本2形態（矢﨑，2005；Napier, 1956；Taylor et al, 1955）である．

つまみは，指の指尖・指腹，あるいは手指の側部を使った把持様式で，母指と手指の対立運動が基盤にあり，母指とそのほかの手指によって成り立つ．また，手の動作（役割）のなかでも道具としての手（一部操作する手）として，繊細な精密機器的な役割を果たしている．一方，にぎりは手掌を使う把持様式である．この把持様式は，把持するときに手掌を使うことで目的物への全面接触を可能とし，安定性の取れた動作を可能としている．また，自動車の運転や重機操作，各種球技でのボール操作など，また力を必要とする動作にも幅広く対応が可能である．

ここで**"つまみ動作"**と**"にぎり動作"**それぞれについて，もう少し例をあげて詳しく説明する．

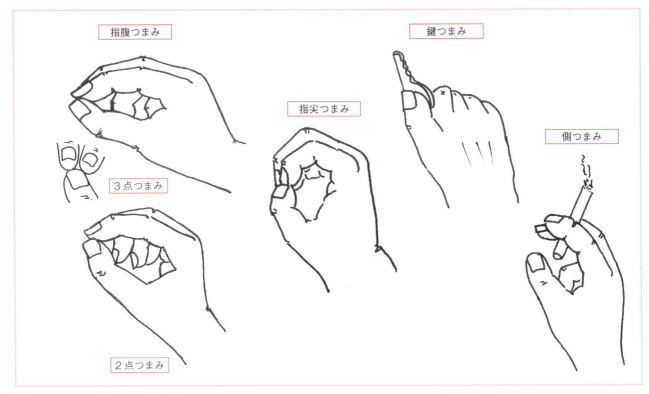

図 4-2　つまみ動作のいろいろ
把握動作における運動様式では，これらの把持様式が考えられる．

1 つまみ動作

指尖や指腹，あるいは手指の側部を利用して目的物を把持・保持するつまみ動作は，多少の不安定さを残す（図4-2）．しかしながら，この不安定さは筋機能や指腹の知覚機能（図4-3）によるフィードバックという目にみえない優れた制御システムの支えによって微調整され問題なく繊細で，精密な動作を可能としている．ヒトの手の器用さの秘密はこの機能にあるともいえる[注]．

つまみは，指の参加形態によって4つの把持様式に分けることができる．すなわち，指尖を使う指尖つまみ，指腹を使う指腹つまみ，指の側部を使う側つまみ，さらに母指の指腹と示指の橈側部で行う鍵つまみと手指の指間の側部同士で行うつまみ（側つまみ）に分けた様式である（図4-2）．

この4つの"つまみ"の把持様式について，一つひとつ説明を加える．

❶ 指尖つまみ tip pinch

指尖つまみは，床に落とした縫い針を拾うときの針を"つまみあげる動作"で代表される（図4-4）．指尖つまみは，母指のIP関節と示指のDIP関節を大きく屈曲させて行うことが多い．この時，指の爪が多少伸びている状態のほうがつまみやすい．また母指と示指が向かい合う必要があり，手の基本的運動様式である対立運動がその運動基盤となっている．

また，腕時計の小さなネジや目覚まし時計の時間を設定するための小さなつまみを廻すなどの動作も，指尖つまみで行われる．そのほか高度な協調性を必要とする繊細な作業にも使われている（図4-4）．こうした作業では，母指のIP関節や手指のPIP関節・DIP

注：precision grip（pinch）について：目的物をつまみ持ち上げる力は，"目的物の重さ"と"安全要素：落とさないという心構え"が関与している．前者は，重力にプラスした力が加わる．後者は，前者に加え，材質と手の間に生じる摩擦についての知覚情報を得て決定された力がプラスされる．このとき，それぞれの個人の心的因子も作用する．
（Westling G & Johansson RS：Factors influencing the force control during precision grip. Exp Brain Res 53：277-284, 1984）

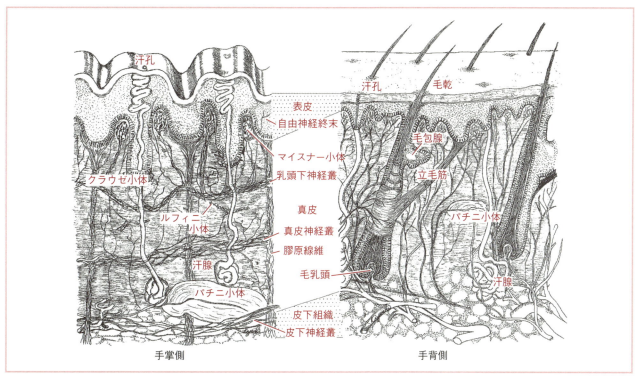

図 4-3　手の皮膚の構造（矢﨑，2005 より引用）
手の皮膚組織のなかでも手掌の各感覚受容器による情報（重い，軽い，硬い，柔らかいなど）がフィードバックされる．その結果，筋の収縮は調整され，無意識下で省エネルギー化が起こる．

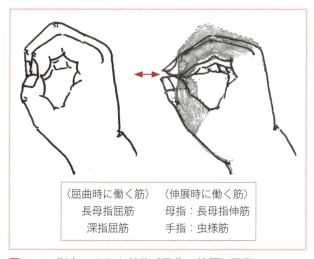

〈屈曲時に働く筋〉	〈伸展時に働く筋〉
長母指屈筋	母指：長母指伸筋
深指屈筋	手指：虫様筋

図 4-4　指尖つまみと前後（屈曲・伸展）運動
細かいもの（針など）を拾い上げたり，つまんだりするときに利用される把持様式である．また，DIP 関節の屈伸運動でつまみの微調整も行われる．矢印は，つまみ動作における屈曲・伸展動作である．

関節を細やかに屈曲・伸展させ，目的動作に対応していることも多い．このような使用方法からみると，手指の高度な協調性（巧緻性）は必要不可欠な形態であるが，あまりつまみ力は必要としないようである．

指尖つまみでは，目的物は外在筋の深指屈筋や長母指屈筋の働きによってつままれ（動作が起こり），母指と手指の屈筋群の弛緩とごくわずかな伸筋群の自然張力によって，手指全体が伸ばされ目的物が放される．ただ，小さなものを把持し続けるには外在筋の持続的な筋活動が必要である．

指尖つまみは，基本的には母指と示指における 2 点つまみであるが，図 4-2 で示してるように中指を含めた 3 点つまみで行うこともある．

❷ 指腹つまみ pulp pinch

指腹つまみは，つまみ動作のなかで，それに類似したつまみを含め，日常において最も頻繁に使用される中心的なつまみ動作といえる．実際，使われているつまみ動作の中には本来の指腹つまみが発展して，いろいろな形に変化しているものもみられる．

指腹つまみを人類進化学から振り返ってみると，ヒトが二足歩行を獲得した結果，獲物を狩るための道具の使用，すなわち獲物にむかって槍を投げる時の槍を持つ基本的な把持様式である（Napier, 1955）．この槍投げは，母指と示指に加え，中指を加えた 3 点つまみが原点といえるが，それは指腹つまみの発展したも

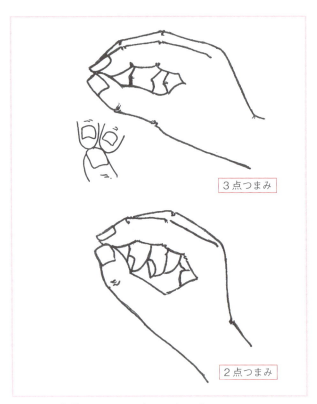

図 4-5 指腹つまみ：2点・3点つまみ

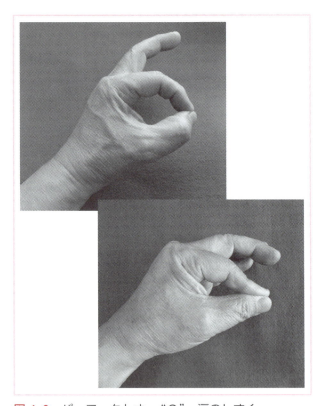

図 4-6 パーフェクトオー"O"，涙のしずく
一般に，健常者ではサインとして完全なオー"O"を形づくることが可能であるが（上），正中神経（前骨間神経）の損傷ではできず，涙のしずく（下）のようになる．これは，示指の深指屈筋や母指の長母指屈筋の機能低下によるものである．

のでもある．今日，それはダーツを投げる動作としてスポーツ・レクリエーションとして残っている．また，木の実を拾い上げる，つまみ食いをするなど幅広いつまみの基本動作の起源が指腹つまみである．こうした例が示すように，指腹つまみは人類の手の使用初期から行われていたものと考えられる．そして，指腹つまみは母指と示指，母指と示指・中指といったように，2点あるいは3点のつまみ形態がある（図4-5）．このように，指腹つまみは使用範囲を広げ，日々身の回りで多くをみることができるが，どのような動作の中に生きているかを，ここで再度確認していきたい．

槍を投げる動作を改めてみると，われわれの身近な動作（作業）のなかに，これに類似したものをかなりみることができる．その一つが書字動作における鉛筆・ボールペンを持つ動作である．これらの動作から，ほかにもチョークを持つ手といった類似した把持様式を連想することができよう．さらに，この3点つまみから発展し，複雑化した型と思われるのが，日々3回は行われる箸動作である．

このようにみていくと，3点つまみは少しずつ形を変えながら，さまざまな領域の動作の中に根付いてき

ているようである．そのため，指腹つまみが，手の使用上の基本的な動作ともいえる．

では，これらのつまみ動作に，どのような筋が働いているだろうか．指腹つまみは指尖つまみと比較すると，目的物を保持しながら図4-4のように指を屈曲・伸展させることができる．この屈伸運動時，母指では長母指伸筋・長母指屈筋が，手指では側索を介して内在筋が積極的に活躍していると考えられる．この動作の一部を取り出してみると図4-6上で示したような"OK"サインあるいは"お金"のサインとなる．これには正中神経支配の筋群（長母指屈筋，母指球筋，深指屈筋）が重要な役割を果たしている．正中神経を損傷をすると，長母指屈筋や2指の深指屈筋が十分に作用せず，対立運動が困難となる．また，手関節レベルの正中神経損傷でも，母指対立筋，短母指外転筋などが働かず，パーフェクトオー"O"のテストでは涙のしずく様（図4-6下）になってしまう．すなわち，これらの筋が指腹つまみ動作で働く筋である．（Yu et

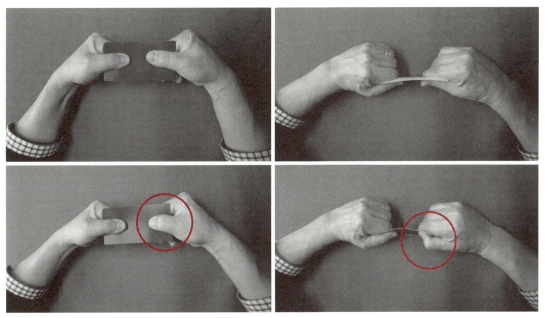

図 4-7 鍵つまみ（カードを出す）とフローマントテスト
両上図は一般に紙やカードを押さえる鍵つまみで，最も強いつまみ力を発揮する．このとき母指内転筋が補助的に作用する．しかし，尺側神経損傷で母指内転筋が作用しないと長母指屈筋のみが作用しIP関節は過度に屈曲する（下図：フローマントテストの陽性，丸の中）．

al, 2004；茨木他編，2004；Napier, 1955；Beredjiklian et al, 2004）．

次は，鍵つまみの説明に入る．

❸ 鍵つまみ key pinch

このつまみの把持様式の呼び方には，横つまみ，側（方）つまみなどがあるが，横つまみと側つまみは互いに区別されるべきものであり，混乱を招くこともある．そこで，筆者らはこのつまみの把持様式を想像しやすくし，動作そのものを的確に表現していると思われる用語として"**鍵つまみ**"とする．また，読者の皆さんにも鍵つまみという名称を使うことを推奨したい．

鍵つまみは，つまみ動作の中でも最も強いつまみ力を発揮することができるものである．その呼び名から想像できるように，鍵を使用する動作のなかで現れる把持様式である．つまり手指は軽く握り，その状態で母指の指腹と示指の橈側部で鍵をはさんで持ちながら，鍵穴にさし込んで玄関などの戸の鍵を開けたり，閉めたりする動作で，紙やカードといった扁平なものを把持する際にみられる（**図 4-7**）．

鍵つまみは，基本的には母指のIP関節を軽く屈曲させて母指の指腹と示指の橈側部で目的物を押さえる．

したがって，長母指屈筋（正中神経支配）が必要になり，母指内転筋（尺骨神経支配）が補助する．このとき，母指のこれらの筋群の屈曲力により示指はMCP関節で尺側方向に押される（尺側屈曲）が，示指のMCP関節は中等度屈曲位にあり，母指で押されても，この関節の安定性は側副靱帯の緊張度で保たれる．しかしながら，一定以上の力が加われば側副靱帯のみで示指のMCP関節の安定を保つことはできず，この関節の安定性を保つためには橈側方向への十分な筋力が必要となる．これを担うのが第1背側骨間筋（尺骨神経支配）である．もしくは筋の使い方を変えて，長母指屈筋を使うことなく，母指のIP関節を中間位にして，母指内転筋を中心に鍵つまみを行うこともできる．

この把持様式で紙をつまみ左右に引っ張る**フローマントテスト**という尺骨神経の損傷の有無を調べる臨床テストがある（**図 4-7**）．このテストでは，尺骨神経の損傷が存在する場合，母指内転筋（尺骨神経支配）の助けがなくなるので，代償として長母指屈筋によりIP関節を屈曲させて保持しようとする．したがって，過度にIP関節（長母指屈筋）の屈曲を行い，紙を保持しようとする傾向が観察される．また，示指を橈側に保つように働く第1背側骨間筋の助けも得られないた

め，示指の MCP 関節は尺側方向へ偏位する．このような傾向をフローマント徴候陽性という（Tubiana et al, 2009；Napier, 1955；中田他，2006；Beredjiklian et al, 2004）．

❹ 側つまみ lateral pinch

側つまみは，鍵つまみ（横つまみ）と混同されることも多いが，一般の人ではあまり使われない特殊なつまみの把持様式である．側つまみは，喫煙者がたばこを保持するために指と指の間に挟む動作に代表される指間のつまみ動作である（図 4-2）．注意深く観察すると，手指は軽度屈曲位から伸展位の間を保ち，2 本の手指で目的物を挟んでいる．側つまみの多くは示指と中指のそれぞれの側部で行われている．このことから，第 1 掌側骨間筋と第 2 背側骨間筋が主に作用しているといえる．

以上が，つまみの 4 つの基本的な把持様式である．実際の生活では，これらの把持様式から出発し，いろいろな変化を持った把持形態をみることもできる．また手は，これらの把持様式と同時にほかの動作を行うことが可能である．これは，手（指）には 3 つの機能的役割区分（「1.2.1 指の機能的役割区分」参照）があることと深い関係がある．

② にぎり動作

にぎりは，大きく 2 つに分けられるが，一般に特殊例としてもう一つ加えているのが現状である（図 4-8）．そこで，この 3 つの把持様式について説明する．

❶ ボールにぎり（ボールグリップ）ball grip

ボールにぎりは，粗大にぎりである．また，鷲づかみとも表現されるように"つかむ"ともいわれる把持様式をいう．しかし，これらの言葉を混同して用いると混乱を招くこともあるので，ここではボールを握ることで代表されるにぎりとして，理解しやすくボールにぎりと統一する（図 4-9）．このにぎりは，グー・チョキ・パーの"パー"の指間を広げた状態（外転位）が基本的な開始肢位と考えるとわかりやすい．また，最大限手を広げた状態であれば，バスケットボールやバレーボールのボールをつかむ（握る）といったこと

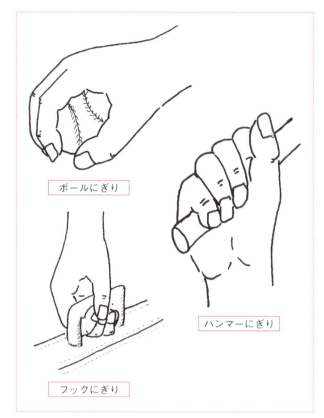

図 4-8 にぎりのいろいろ

も可能となる（図 4-9 右下）．お祭りなどで飴のつかみ取りといったイベントがあるが，このときの手の把持様式はこれに入る．また，少し目的物が小さくなり野球ボールほどの径の大きさのものになると，指は全体に屈曲傾向が増す（図 4-9 左下）．そして，握ったボールをはずし，把持様式を保ったまま手掌を上に向けると，お椀を持つように手掌そのものが彎曲しているのが観察できる．見方をかえると，母指に対して環指・小指が対立を保ちながら行う把持様式でもある．そして，示指と中指は"にぎり"に参加しながら，同時に目的物の安定保持に役立っている．さらに目的物を小さくし，ゴルフボール・ピンポン玉などの小さなものを持つならば，手指は重なるように寄り添い，その上を母指が押さえるように覆う（図 4-9 左上）．

ここまで説明してくると，にぎり動作では手掌の中に目的物を迎え入れるように指々が作用していることに気づくのではないだろうか．また，橈側動的区分（TMC 関節）と尺側動的区分（第 4・5 CM 関節）が，目的物の大きさに合わせて変化していること，すなわち手の対立アーチの形状を変化させてさまざまな大き

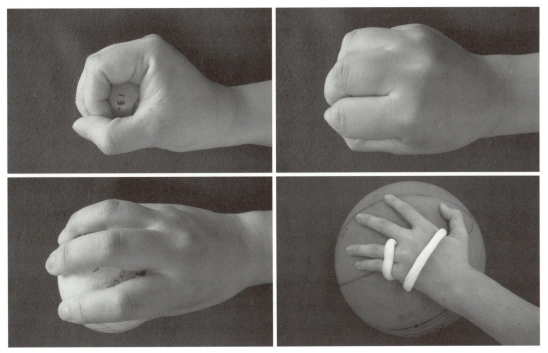

図 4-9　ボールにぎりと指の関節
ボールにぎりでは，目的物の大きさに順応して指々の屈曲角度を変化させている．また，大きいものを把持する場合，MCP 関節での外転運動も加わる．右下の図は尺骨神経損傷後の回復時に第 4・5MCP 関節の過伸展を防止し，PIP 関節の伸展を可能にしたコイルスプリントの使用例で，ドリブルが可能となった．

さの目的物に順応していることも理解できる．言いかえれば，この動的な手の変化は対立運動が基盤となっていることも理解できよう．ボールにぎりの肢位は，非把握動作であるどんぶりを支える時の手の動作と，作用方向は異なるが肢位そのものは同じである．大きなバルーンを押すなどの運動の基盤にもなっている．このようにみていくと，把持動作，非把持動作の境がなくなっていき，混乱を生じるので，動作の中で動的に変化していくボールにぎりについては，しっかりと理解しておきたい．

❷ ハンマーにぎり hummer grip

ハンマーにぎりは，別名 **"パワーにぎり power grip"** ともいわれ，手全体で握る力強いにぎりを意味している（図 4-8）．ただ，このにぎり様式は手指が手掌に向け屈曲し（握り），それを母指が覆って押さえるように行われるので実際には，第 1 中手骨が存在し，母指球筋が機能していれば，障害により，多少筋力の低下がみられたり長母指屈筋が不十分であっても，ハンマーにぎりを行うのに支障はない．しかしながら，環指・小指の屈曲は非常に重要で，この屈曲力の低下は握力を著しく低下させる．

ハンマーにぎりは，このにぎりの名称のように，木工で本立てを組み立てる時に，組み合わせた板に金槌（ハンマー）を使って，釘を打ち付ける動作を想像するとよい．そのほかに，夕食の支度で野菜を炒める時にフライパンを持つ（握る）動作もその一例である．金槌で釘を打ち付けるとき，金槌が手からすっぽ抜けてしまっては自分や周りの人を傷つける．また，調理中にフライパンを固定できなければ熱傷などの事故を起こすこともあり得る．したがってにぎりの安全性を確保するために，金槌やフライパンを強く握りしめることが必要であり，ほかの把握動作と比較すると筋力・耐久性を必要とする．一般に，このハンマーにぎりは深指屈筋・浅指屈筋が働き，同時に MCP 関節の安定（固定）力と屈曲力の増強のために内在筋の作用が不可欠となる．これらは，尺骨神経支配の筋が中心となるため，尺骨神経損傷例では，ハンマーにぎりが大きく障害され，握力は著しく低下する．実際，このにぎりを必要とする重労働に携わる人にとっては仕事遂行上の大きな障害になる．

❸ フックにぎり（フックグリップ）hock grip

フックにぎり（図4-8）は，"にぎり動作"として分類することには少し疑問が残る把持様式である．これは"こうにぎり：鉤にぎり"ともいわれることもあるように，手指を鉤の形にして"ひっかける"という意味もあるため，筆者らはフックにぎりは非把握動作とは異なった手の静的な使用が主と考えている．すなわち，手指を一定肢位で保ち（ロックする：静的肢位），手指の掌側面と手掌に鞄や重い買い物袋などをつり下げる（持つ）状態を意味することが多い．この動作は，長時間持続的に使用される．代表的な動作が，すでに示したように鞄などを運ぶときの動作である．このように，このフックにぎりは，持続動作（静的肢位の保持）である．しかしながら疲れてくると，手指を握りしめたり，軽く開いたりと，動的に作用させながら，このにぎりを維持する面もある．ときにはこうした動的にパワーにぎり様の動作が加わることもあるため，非把握動作に分類するにも問題が残る．そのため多少疑問を残すものの，にぎり動作に分類し，特殊なにぎりとして扱い，ほかの把握動作とは分けて考える．フックにぎりはこの静的な活用によって手そのものを"道具化"して使用していると考えることもできる．そのように捉えると，非把握動作としても捉えることも可能である．

フックにぎりは，手の道具化であり，筋の活動という立場から考えると，手指では外在筋，特に浅指屈筋が主に働き，深指屈筋がサポートする活動様式で，遠位・近位のIP関節を屈曲位にロック（固定）して使う．筆者らは本質的には，"にぎり"ではなく"ひっかけ"であると考え，フックの役割をもつ"道具"として考える．このフックにぎりは一部の手指の関節を固定して使用する形式をとっているので，いうなれば把握動作と非把握動作の中間に存在する手の作用ということもできる．

3 複合動作

手の**複合動作**とは，手が同時に2つ以上の目的動作を行うことである．このような複雑な動作が可能であるのは指digitsの機能的役割区分による．ここではそれらの機能的役割区分，すなわち橈側動的区分（第一区分：母指列），中央静的区分（第二区分：示指・中指列），そして尺側動的区分（第三区分：環指・小指列）（図1-3，表1-1）について，再度確認をしておく．

橈側動的区分は，手の対立運動の主役的な存在であり，ほかの手指とともにこの運動を担う．また，母指は内転運動を行うことで，母指と示指の間に小さく軽いものであれば挟む（側つまみ）ことが可能である．そのほか，手掌と合わせて目的物を保持することもできる．

手の作業（動作）の中で，橈側動的区分と中央静的区分はともに，あるいはそれぞれ単独に目的物を保持することができる．この目的物を保持するにぎり動作では，尺側動的区分（第三区分）は橈側動的区分や中央静的区分の動作に束縛を受けない自由な運動・作業が可能である．その例を一つ挙げてみよう．

授業中に板書をノートに取っている時，書き間違えた部分を消しゴムで消すこともよくあるだろう．このとき，鉛筆やシャープペンを机の上に置かずに，尺側動的部分で"にぎり"ながら，同時に消しゴムをつまみあげ（指腹つまみ），間違えた部分を消すことも可能である（図4-10）．このように，手の各区分はそれぞれの役割に沿って独立して動作を行うことができる．手の目的動作からみるならば，消しゴムで間違えを消すことは，手全体では橈側動的区分と中央静的区分による一つの動作（つまみ動作）を行っているにすぎないが，実際には同時に，尺側動的区分は2つの機能的役割区分とは独立して鉛筆やシャープペンを握っている（にぎり動作）．このように，手は同時に2つの目的動作を行うことができる．

また，普段よくみられる携帯の操作を思い浮かべると，携帯電話を握り保持する尺側動的区分とそれを補助する中央静的区分，そして携帯電話を母指で操作する橈側動的区分の存在をみる．この場合は，一つの目的動作の中で，それぞれの機能的役割区分が独立した作用（動作）をしている．

このように，手は同一動作において異なった目的でそれぞれの機能的役割区分が作用することもできる．また，手としては一つの目的動作ではあるが，それぞれの機能的役割区分が異なった動作をすることもできる．これらを複合動作という．

以上をまとめると，把握動作はつまみ動作，そして

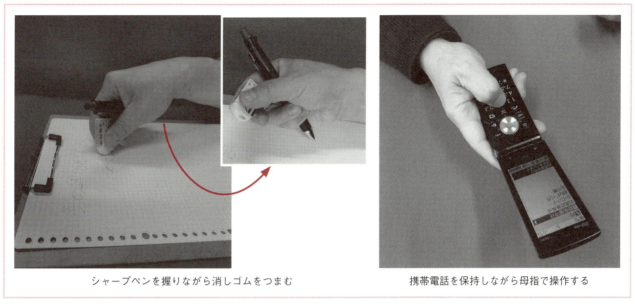

シャープペンを握りながら消しゴムをつまむ　　携帯電話を保持しながら母指で操作する

図 4-10　複合動作の例（把握動作）

そのほか，紐を持つ，人を指さす，影絵を作るなど把握動作と非把握動作が入り混じった状態の複合動作もある（図 4-11）．

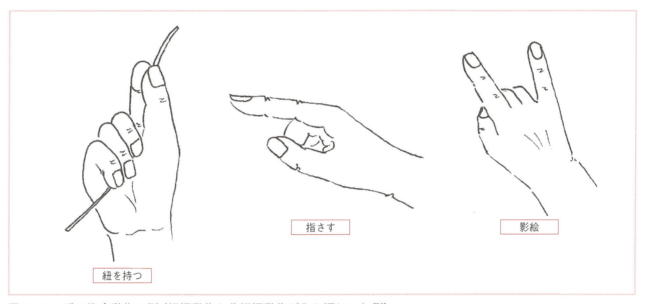

紐を持つ　　　指さす　　　影絵

図 4-11　手の複合動作の例（把握動作と非把握動作が入り混じった例）
複合動作は把握動作でも非把握動作でもどちらにもある．すなわち，動的にも静的にも使われる．

にぎり動作に分けることができ，さらにそれらが組み合わさることによって複合動作が行われている．したがって，これら手のそれぞれの機能的役割区分によって，異なった動作が可能である．単一の目的動作に2つ以上の指の動作が組み合わさっていることもあれば，同時に2つの目的をもって手が使われていることもある．

今，複合動作も含めて治療訓練を行っているセラピストは少ないと思われる．しかし，患者の機能を正常域に近づけるには，複合動作も考慮して治療訓練を行う必要があるだろう．

さて，次に手の静的な作用である非把握動作（圧排動作）について説明する．

4.3 非把握動作(圧排動作)

非把握動作は，**圧排動作**ともいわれる．本書では理解しやすいように，動的な把握動作に対しての静的な手の動作として非把握動作として考える．これら2つの動作は，われわれが日常生活で，無意識に，また深く考えることなく手を使用している中でみることができる．その中で，把握動作は手の目にみえる機能であり，一方，非把握動作は"手の隠れた機能"といえる．しかし，隠れた機能とはいえ，非常に重要な機能である．

この手の隠れた機能を普段の生活の中で観察してみれば，手の動作・作業中に気に留めることのない非把握動作が，非常に重要な役割を果たしていることが理解される（図4-12）．この非把握動作において，手はさまざまな静止状態（肢位）で使われるが，手のひらを開いた状態で使われることが多い．この手の肢位の例としては，バスケットボールを手のひらの上に乗せる，どんぶりを持つ，などがあり，目的物の大きさや形状により，そのときの手のひらの深さはまちまちではある．この手の使用は手の"静的な道具"としての活用範囲であると考えられる（「1.2.2①道具としての手（造る手）」参照）．

日常生活の中での手の動作を観察すると，非把握動作はさまざまな目的動作として使われていることが理解できる．例えば"戸を押す""壁を押す"などの行動・動作でみられる手の使用（支える手・支持する手）や，"どんぶりを両手で持ち上げて"残った美味しい汁をすするときの，"どんぶりを両手の手のひらで支える"動作（保持する：道具としての手）など日々の食事に

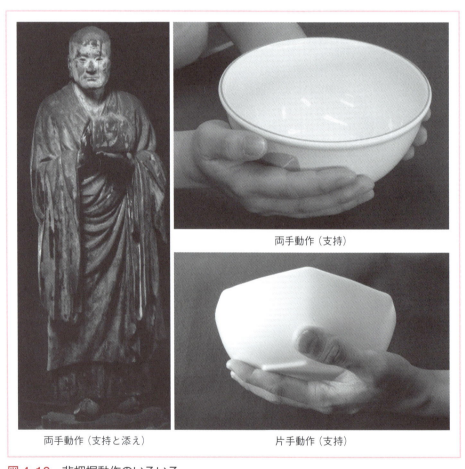

両手動作（支持と添え）　　　片手動作（支持）

図4-12　非把握動作のいろいろ
手を一定の肢位に保持して，静的に使用するもので，道具としての手の役割が大きい．ほかに水を手ですくって飲むときの使用法（図1-7参照）も"道具としての手"に分類される

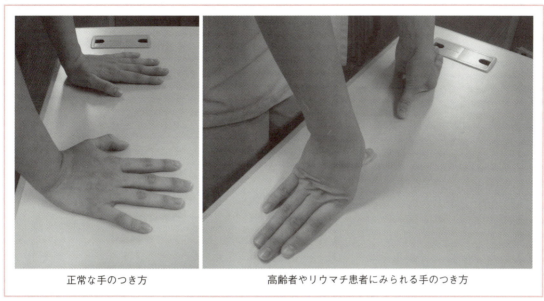

図 4-13 立ち上がりときの手の使い方
高齢者や関節リウマチ患者では，立ち上がり動作において上肢の補助を必要とすることも多い．そのような状況のくり返しで手関節の背屈域は制限されることになる．手の運動制限は不安定化を招き，手のつき方を変えていく．

みられる手の動作が，非把握動作のよい例である．このように，少し日常の生活動作に意識を傾けるだけで，さまざまな非把握動作を理解することができるだろう．

もう一つ，非把握動作について重要なことを提示しておきたい．それは，手指の屈筋腱損傷後の手のリハビリテーションで MCP 関節が中間位（伸展 0°位）まで回復すれば優秀な結果としている評価基準についてである（内田監，2011；White，1956；Boyes，1950；日本手外科学会編，2006）．MCP 関節が中間位である手を日常生活のさまざまな場面での立ち上がり動作において考えてみれば，この関節の他動的な伸展域が十分でないと，MCP 関節を屈曲位，あるいは PIP 関節を屈曲位に保ったままで体重を支え，立ち上がることになる．これは非常に不自由なことであり，立位動作への移動時の動的な安定性を欠くことにもつながり，リスク上の問題が残る．

第Ⅲ章「手関節を知る！」でも述べたが，関節リウマチなどのように手指の変形がみられる骨関節疾患では手関節の運動制限により，立ち上がり時の手のつき方を正常のかたちから変えざるをえないことも多い（**図 4-13**）．こうした点からわれわれは患者の立場に立って，機能（関節の可動性の低下）が変化するなかで生活を続けるために本当に必要な関節可動域を理解すべきである．この理解にはそれぞれの関節で考えるのではなく，上肢全体での機能的なバランス（可動性・機能分担）を十分に考慮していくことが必要である．

以上のように，手はいろいろと形状を変化（凹凸変化）させ，動的かつ静的に目的物を保持したり，身体を支えたりと，さまざまな場面で活躍している．

そこにはこのような手の動作を可能にしているもう一つの手の隠れた機能が存在することを忘れてはならない．それは手のアーチである．そこで，この指の隠れた機能である手のアーチについて次に考える．

4.4　手のアーチ

手のアーチは，手そのものの形状を表す土台であり，骨構成そのものである．そして，アーチは手の運動（動作）時に動的に変化するものと，まったく変化しない静的なものもある．

臨床では，手の障害の成り立ちを理解する一手段として，手のアーチの基本構造ともいえる機能解剖学的な成り立ちを知り，手全体の外見的な形状とその土台でもある骨構成を理解していなければならない．手のアーチは横アーチ，縦アーチ，そして対立アーチがある（図4-14）（矢﨑，2005；塩田訳，2006；Flatt，1974；Flatt，1961）．

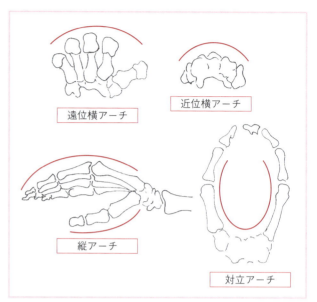

図4-14　手のアーチ

4.4.1　横アーチ（近位横アーチと遠位横アーチ）

横アーチには遠位手根骨列が構成する近位横アーチとMCP関節レベルで構成される遠位横アーチがある．

強固な靱帯でつながった骨構成の解剖学的なアーチは，**近位横アーチ**とよばれる．この横アーチは，太鼓橋のように遠位手根骨列によって弧が組まれ，隣り合う手根骨どうしは平面関節で靱帯によって強固につながっている．そして，両端の骨は屈筋支帯（横手根靱帯）によって支えられる．この屈筋支帯は，有鉤骨鉤と大菱形骨結節を結ぶ．このように，骨構成を靱帯で支えるこのアーチの形状（構造）は変化せず一定である．この構造によりなんらかの原因でこの部分に炎症を起こすと，"区画症候群的な問題（手根管症候群）"を生じることがある．

ただ，**横アーチ**のすべてが，強固な靱帯でつながった骨構成を基とした解剖学的なアーチであるわけではない．そこで，これらを詳しく説明したい．手掌の遠位部（MCP関節レベル：中手骨骨頭レベル）に構成される横アーチは，**遠位横アーチ**とよばれている．この遠位横アーチは，主に手指の中手骨骨頭と深横中手靱帯，そして母指の中手骨骨頭によって作られている．そのため可動的で，その中手骨基部に存在するCM関節の動きによって彎曲度（手掌の深さ）は変化する．例えば水をすくうために手掌をくぼませて作った手の器の深さは，母指と環指・小指のCM関節の動きによって自由に調節できる．通常容器として両手を使うときは手の尺側どうしを合わせて器を形づくる．この時に母指が添えられることで，容器は深くなるが，補助的に使用されることが多く，母指は特別な存在である．遠位横アーチのなかでも，この示指から小指で作るアーチ，特に尺側動的区分の動的な変化は，このアーチの彎曲度を変化させることができるため，日常で行われるにぎり動作では非常に重要な機能といえる．臨床的には尺骨神経障害によって内在筋の作用が低下すると，アーチは崩れ，手掌は平坦化する．また，正中神経障害では母指の対立運動を失い，変則ではあるが，手の平坦化が起こりうる．その結果，手の対立運動は著しく障害を受ける．

次に，縦アーチについて説明する．

4.4.2　縦アーチ

中手骨・基節骨・中節骨・末節骨と手指を構成する4つの骨が作り上げる便宜的なアーチで，手の使用とともに動的に変化する．また，内在筋の機能の低下によって，この**縦アーチ**は崩れる．したがって，このアーチの機能の評価は，安静時の机の上に置いた状態の

みの観察では不十分であろう．手の動作に伴い，動的に変化するアーチを評価することで，手の機能障害や脳血管障害の回復度合をうかがうことができよう．

このことの理解のために，われわれが手を休めようと，机の上に軽く置いた手が形づくる小さな山を想像するとよい．一本一本の手指が作り上げる山の稜線のような形が長軸に対するそれぞれの手指の縦アーチである．よって，この安静肢位での縦アーチは外在筋と内在筋の自然張力によって作り上げられているともいえる．この縦アーチは，ソフトボールを持った時とゴルフボールを持った時では，その彎曲度は大きく変化する．このように，縦アーチは作業の中で動的に大きく変化することを十分に理解しておく．

はじめに述べたように，4つの骨が動的に変化しながら構成を保っている縦アーチは，外在筋と内在筋の協調のとれた筋活動によって目的動作，すなわち目的物の形状に合わせた動作を実現する．そのため，これらの筋の弛緩性麻痺では，このバランスが崩れることになる．特に，内在筋の麻痺では外在筋のみで手指・母指の運動が行われるため，手を広げるという動作（じゃんけんのパー）を行うとすると，指の伸筋群のみでMCP関節は伸展する．これは，内在筋の張力が失われ，外在筋（長母指屈筋，浅指屈筋，深指屈筋）が優位になるため，結果的にIP関節，PIP関節・DIP関節は屈曲傾向を示す．このような手の状態（肢位）を**イントリンシック・マイナス手**（内在筋マイナス手）という（図4-15）．一方，手を広げようとした時虫様筋（内在筋）が優位に作用すると，指（IP関節・PIP関節・DIP関節）は伸展するが，MCP関節は屈曲傾向が強く，指伸筋の作用は，MCP関節を伸展させるまでにはいかず，PIP・DIP関節の伸展補助となり，伸展位をとる手がある．これは**イントリンシック・プラス手**（内在筋プラス手．内在筋が短縮したり，過緊張状態の手）とよばれる（図4-15）（矢﨑，2005；Tubiana et al, 2009；Beredjiklian et al, 2004）．

最後に，もう一つ便宜的なアーチではあるが，機能的には重要な対立アーチについて説明を加える．

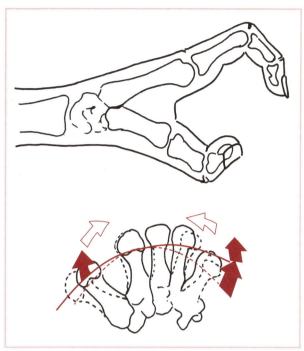

図4-15　イントリンシック・マイナス手
イントリンシック・マイナス手では，MCP関節は過伸展し，IP関節は屈曲肢位をとる．同時に母指，環指，小指のCM関節は伸展位をとり，手部（遠位横アーチ）は平坦化し（➡），中手骨間は狭窄（⇨）する．

4.4.3　対立アーチ

ここでいう対立とは，母指と小指（環指を含めてもよい）の関係において，両指が向かい合う状態をさす．対立アーチは手のTMC関節（第1 CM関節）と第5 CM関節の対立位で構成される．この対立アーチは，TMC関節（第1 CM関節）と第5 CM関節の関節運動により，その彎曲度は動的に変化する．

この対立アーチは，手の中（手掌）でボールなど何かを受け取ろうとした時などの手の状態を手元（近位）から眺めると，綺麗にカーブ（彎曲）している状態が確認できる．言いかえると手掌を挟んで橈側動的区分と尺側動的区分，すなわち母指と小指（環指）の対立が基本にある．

この対立アーチについては，母指（TMC関節）と環指と小指の第4・第5 CM関節の形態と運動様式を理解する必要があるので，母指については「第Ⅴ章 母指を知る！」で詳しく説明することとし，ここでは第4・第5 CM関節について説明を加えていく．

4.5 尺側動的区分と第4・5 CM関節

　手の**尺側動的区分**は，尺側の環指・小指の2指で構成される．この2指の運動の基盤は，**第4・5 CM関節**である．この関節構造は，鞍関節の亜型で，母指への対立運動を可能にしている．この運動は，屈曲・伸展運動であるが，鞍関節の特長ともいえる靱帯構成による最終域での回旋現象が加わると考えられる．実際，この運動域は環指が約15°，小指は約30°である（Batmanabane et al, 1985；矢﨑，2005；Yu et al, 2004）．

　このように，環指と小指のCM関節が運動域をもつことで，"にぎり"では母指とともに共同作業をすることができ，安定性を増した把持機能をもつことになる．また，この可動性は環指・小指を含めた対立運動（動作）にも欠くことのできない動きでもある．見方をかえると，MCP関節レベルの**遠位横アーチ**の動的変化を担っているともいえ，手部全体に影響を及ぼす関節である．

　このようにして，第4・第5 CM関節は自らも母指を補助し，手の対立運動の相手役をつとめている．この2つのCM関節の運動域はヒトが二足歩行になり生活を営むなかで，大きさや形状がさまざまな目的物をにぎり，保持し，あるいは操作してきた結果，長い歳月を経て進化して，得たものといえるだろう．

　つまり，第4・5 CM関節は手の対立運動の確立のなかで，母指に助けられながら，また母指を助けるために骨や靱帯・滑膜を変化（進化）させていったのではないかと考えられる．その結果，不完全ではあるが，把握動作などにおける母指の対立運動を陰で助ける目的で，第4・5 CM関節は，少しではあるが可動性を得てきたのではないかということが推測される（**図4-16**）．

　このように対立運動では小指・環指が母指を助けるが，にぎり動作のなかでの対立運動としてみた場合，この尺側動的区分のMCP関節の安定性や小指・環指のPIP・DIP関節の作用は，非常に重要である．特に，ハンマーにぎりでは2指が母指に対して補助的にではなく，主体的に作用していると考えられる．このようにして，この尺側動的区分は手の機能的な役割の範囲を拡大し，ときには主体的な立場で作用する．この作

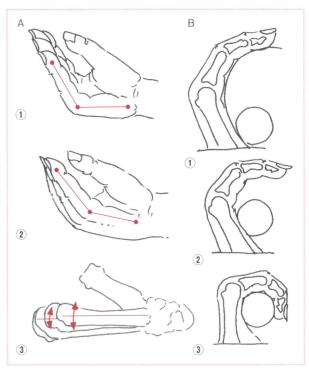

図4-16　第4・5 CM関節の運動特性と可動性
A：背伸び運動：本を持つとき（①）には中手骨の運動に変化はないが，皿を持つとき（②）には背伸び運動がみられる．この運動は環指・小指の2つのCM関節による（③）．B：丸め込み運動：①〜③へ大きい対象物から小さい対象物へと変化したときにみられる中手骨の変化である．

用は運動を支えるCM関節自体の変化（進化）を生みだしたものと考えられる．第4・5 CM関節の変化を第2・3 CM関節（第2区分，中央静的区分）と比較すると，後者は動きをもたず，静的に働き，支持的役割が強い．すなわち，中央静的区分は2つの動的区分に挟まれ，手のさまざまな動作・使用において安定性を保つためには不可欠であり，3つの機能的役割区分全体を考えると，手部は非常にバランスのとれた構造をしている．

　繰り返すが，第4・5 CM関節は未完成とはいえ，鞍関節に類似した関節に進化し，可動性をもつことを強調しておきたい．

　第4・5 CM関節の運動自由度は2で，2つの運動面をもつ．しかし，ここでの関節運動は，やや対立方向（母指の方向）に傾いており，**深横中手靱帯**の制限を受けながらの屈曲・伸展運動が主であることより，完

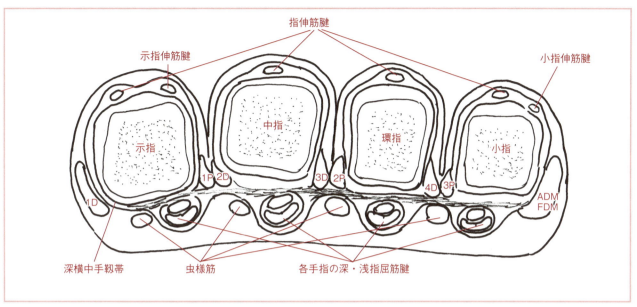

図 4-17 手の深横中手靱帯とほかの靱帯・腱
1D：第1背側骨間筋，2D：第2背側骨間筋，3D：第3背側骨間筋，4D：第4背側骨間筋，1P：第1掌側骨間筋，2P：第2掌側骨間筋，3P：第3掌側骨間筋
ADM：小指外転筋，FDM：小指屈筋

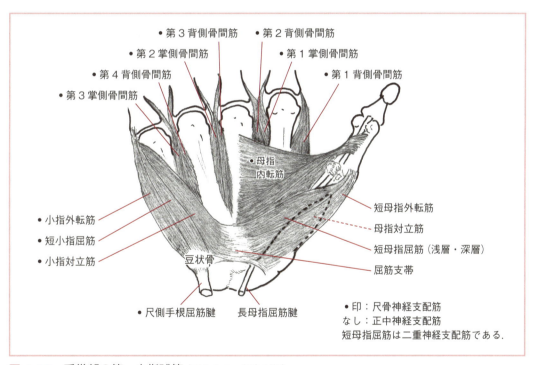

図 4-18 手掌部の筋・小指球筋（図2-8の一部を再掲）

全に2つの運動面をもつとはいえない（**図 4-19**）（Flatt, 1961）．

実際，指間は靱帯（深横中手靱帯．**図 4-17**）で制限・制御されており，小指を外転させると第4・5中手骨骨頭間は多少開くが，運動として論じるには少々運動域が狭いようにも思われる．ただ，尺骨神経損傷などでは中手骨間に存在する2つの骨間筋の筋萎縮が起こる．その結果，示指から小指までの中手骨間の狭窄が生じ，この手部のMCP関節間は短くなり，それとともに平坦化していく（**図 4-15**）．そのため，側

方への第4・5CM関節の動きの存在を完全に否定することはできない．

CM関節での運動（屈曲・伸展運動）は，人類が二足歩行を獲得するなかで，徐々に手を使用（にぎり動作）することで，CM関節での関節運動が必要となり，骨変化（進化）や靱帯のゆるみが生じたように考えられる．しかしながら，第4・5CM関節が単独運動をすることはほとんどない．また，この関節での随意運動は必須のものではなく，ある動作によって二次的に起こる現象である．このように現象とみることもできるものの，これらすべては筋活動によって行われることも考えれば，手を使うなかでは不可欠な運動と考えてもよいのではないかと思われる．また，鞍関節に類似したこの第4・5CM関節の運動は，屈曲・伸展運動（対立運動）のみであると言い切ってもよい．

まとめると，第4・5CM関節での屈曲・伸展運動は，母指の運動とは異なり，第4・5関節での運動が単独，かつ随意的に行われるものではない．この運動は，手の動作により彎曲度の増減する手の遠位横アーチによって観察することができる．また，手指の運動様式で2つに分けることができる．

その一つは**丸め込み運動**であり，一般のにぎり動作にみられる全関節が屈曲していく運動様式である（**図4-16A**）．これはゴルフボールなどのように小さい球体を握る時にみられ，わかりやすい．もう一つは背伸び運動で，食事を載せたお盆を運ぶとき，手のひらでお盆を支えるが，この手の動作でみられるような様式である．このとき，小指は少し短いために内在筋優位のようにPIP・DIP関節は伸展させ，CM関節は屈曲させる．一見すると背伸びをするように伸展しているので，**背伸び運動**といっている（矢﨑，2005）（**図4-16B**）．

以上のような日常生活における第4・第5CM関節の運動（可動性）により，手の潜在能力が広がり，作業（活動）範囲が拡大されている．第4・5CM関節は普段は目につかないが，にぎり動作などの把握動作において目的物の大小の変化に対する自然な調節力を有しており，非常に重要な役割を果たしている．

以上，手部について運動学的な立場から述べた．

4.6 手部における臨床でのチェックポイント

本書では，他書では見慣れない章を設けている．それは，普段の臨床でも忘れがちの"手部"についての章である．当然のことではあるが，この手部について，あなたはどのような点を留意しながら臨床活動をしていますかという質問をすることも，されることもないと思われる．

しかしながら筆者らが患者を前にした時，常々心のとどめていることがある．それは，ほかの本ではみることのできない"手部の運動"である．手の機能を考えるときには，手の対立運動を除外できないからであり，その運動基盤が手部であるからである．すなわち，手部は手の対立運動を考えるにあたっての出発点ともいえるからである．また，普段気づかない手の静的な機能の基盤でもあるからである．それは，日常生活の中で重要な立ち上がり動作に象徴される手の静的機能（非把握動作である圧排動作）である．これについては非常に幅の広い動作であり，理解しにくい点も多く，ここではその範囲を狭めて話を進める．

手部と対立運動

手の対立運動については，すでにいろいろな場面で述べてきた．なかでも，手の対立運動の主役である母指については次の章で詳しく述べるが，その相手役（相棒）を務めるのが，見てわかるように示指・中指と環指・小指の2つの機能的な手指のグループである．しかしながら，その運動基盤は2つの中手骨と手根骨間で構成する第2・第3CM関節と第4・第5CM関節にも分けることができる．それらの関節は，見方をかえると遠位横アーチの存在そのものであり，その関節運動はアーチの動的な変化となるともいえる．ただ，このアーチの橈側端が母指であり，母指は大きな運動が可能であり，遠位横アーチの大きさを動的に変化させることも可能といえる．一方，中央の静的部位（示指・中指）は手の動作では支持的な役割を果たしてい

るといえる．また，尺側端は橈側動的部分である母指（TMC 関節）と同じように鞍関節に類似した CM 関節の動的な基盤をもつ環指・小指である．ただ，母指と比較すると，その可動性は著しく狭い．しかしながら，この狭い運動域であっても対立運動を支えるには非常に重要な運動域をもっている．その運動基盤が，第 4・第 5 CM 関節である．この運動域は，屈曲・伸展方向にそれぞれ 15°，30° とそれほど大きいものではないが，遠位横アーチを変幻自在に変化させうる役割を母指とともに担っていると考えられる．少し言い過ぎかもしれないが，手の対立運動は手部の環指・小指の CM 関節の可動性によって支えられているということができる．一方，第 2・第 3CM 関節は可動性もなく，手関節の一部としてみており，手部の運動を考えると省いてもよいと考える．

そこで，こうした視点から臨床的に手をみたときの問題点と問題解決を考えてみたい．

臨床でみるさまざまな手の対立運動の再構築について，多くのセラピストは母指の運動〔特に屈曲・伸展に加えて掌側外転（大きな分廻し運動）〕を確保することに集中する．つまり，ほかを見ずに母指のみを見ていることが多い．若いセラピストが，対立運動を一生懸命再構築するために母指の運動の改善に努力している姿をみると，時にある疑問を感じる．それは，"対：母指と環指・小指" としての対立運動を理解していないのではないかということである．すなわち，相棒の存在を忘れているのではないかということである．

対立運動は母指とその相棒である 2 つの手指グループの存在が必要となる．そして，対立運動はその相棒として，ここでは尺側 2 手指を考えるが，つまみとにぎりの 2 つの動作に分かれる．そして，これらの運動をスムーズに行うためには環指・小指の運動が必要となり，その最大限の運動域の確保が求められる．

対立運動を考え，再構築するには主役だけでなく，相棒の存在を理解し，同時に考える必要があり，治療訓練ではそれを実践すべきと考える．

主役である母指の機能的再構築（対立運動の確保）について，一生懸命努力する中で，相棒も忘れずに改善していただきたい．手の対立運動は見方をかえると手の遠位横アーチの動的変化でもあることを忘れることなく治療訓練：対立運動の再構築を考えるならば，鞍関節の亜型ともいわれる環指・小指の対立運動も重要であることが理解できる．この対立運動は，母指のそれとは異なり，意外と簡単であり，この 2 つの CM 関節での屈曲・伸展運動域の拡大を行えばよい．

実際，環指・小指を尺側に軽く牽引しながら，分廻し運動を再現するように屈曲・伸展運動を繰り返すとよい．このときの運動域は環指は 15°，小指は 30° を目標に行う．特に屈曲方向へは，軽度牽引を加えながら伸長する必要もあろう．

手部の平坦化と日常生活

手の平坦化も，基本的には対立運動の延長（反対運動）といえる．ここでは復位といってもよいが，これでは母指のみの表現になってしまうため，単に手の平坦化とし，手全体を視野に入れて考えたい．そしてここでも母指と環指・小指は "対（ペアー）" であり，治療は同時に考える．この平坦化への治療ポイントは，対立とは逆方向への運動の拡大である．すなわち，母指の橈側外転（伸展域）と環指・小指の伸展域の拡大であり，立ち上がり動作などでは手関節の背屈域拡大である．これらの運動域の確保が非常に重要である．

立ち上がりなどの動作時，身体の移動（重力のかかる方向の変化）によって手掌面は動的によじれることもあり，単なる平坦化ではないことを理解していなければならない．そして，同時に母指・手指は伸展位をとることができなくてはならない．

母指においては，Flatt や McFarlane がいう掌側外転位で，TMC 関節で第 1 中手骨基底部の外転方向への不安定性に注意しながら最大伸展を徐々に拡大していくとよいと考えている．同時に，橈尺側に牽引を加えながら手のひらを広げるようにするとよい．このようにすることによって，手掌腱膜の伸長も同時に行われることが可能になると考える．

以上のような治療訓練を繰り返すことによって，患者からは手が使いやすくなったと言われることも多くなるだろう．

第 V 章

母指を知る！

はじめに

　母指thumbは，ヒトが二足歩行を獲得し，手を自由に使えるようになったことで大きな活躍の場を得，さまざまな機能を獲得・発達させて，今日までに手の動作（作業）における不動の主役的地位を確保したといえる．それはさまざまな歴史的痕跡から確かなこともある．

　Kapandjiは，「遺伝子の98％をヒトと共有しているため，ヒトに最も近い哺乳動物であるチンパンジーは偶発的にしか二足歩行をしない．チンパンジーは，なお歩行に前脚を使っているが，対立可能な母指のある両手を持っている．これらは何といおうと"ヒトだけの特徴"ではない．」と述べている（塩田訳，2006）．では，ヒトとチンパンジーとの違いは何であろうか．

　近代の手外科の父といわれたBunnellは，「人間は手を持って猛獣を制し，この地球を支配した」という（Boyes, 1970）．このことを心にとどめて，次に進みたい．

　まずは手の歴史的な痕跡をヒトが二足歩行を獲得した400万年以上も前の時代にさかのぼってみよう（藤野他訳，2005）．400万年以上も前に，四足獣（四足歩行）から進化し二足歩行を獲得したヒトは，身体を支えることの必要がなくなった前肢に無限の自由を得ることになる．それは，同時にヒトが前肢に**思考の効果器**としての無限の創造力を得ることとなり，前肢（手）はいろいろな場面で動きの獲得のみならず，創造力を発揮すべく活躍し始める．

　その手の活躍をみながら，母指に焦点をあててみよう．母指は単独で活躍しているのではなく，他の手指fingersとともにいろいろな作業場面で重要な役割を果たしている．その基本的な運動は対立運動であり，把握動作である．それらはヒトが潜在的にもっていた機能ではあったが，二足歩行の獲得によりただちに手が対立運動（把握動作）を確立したわけではない．詳細は成書にゆだねるが，そこには，長い年月をかけた手の変化（進化）を必要としたのである．

　今，述べたように，母指は手関節と手の関係と同様に，日常生活の動作の中で単独で使用されていることはまれであるため，ほかの手指と切り離して考えるこ

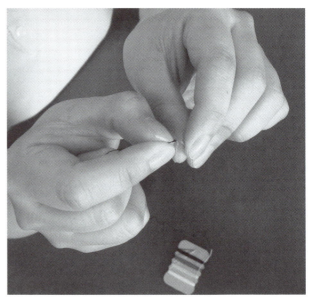

図 5-1　つまみ動作の中での母指の役割
母指は，手の動作において常に主役的立場を担い，約50％の手の作業に関与するといわれる．

とはむずかしい．したがって，もしセラピストが母指を単独で"みる"ことがあるならば，それはなんらかの障がい・不自由さを訴える手に出会い，母指の動き・運動状況を確認（評価）する必要があると判断されたときのみにおいてであろう．その母指の動き・運動，あるいは手の動作のなかで最も基本となるのが，ヒトが獲得し，それにより道具といった多くのものを生み出してきた巧緻性に富んだ把持機能の基盤ともいえる"対立運動"である（「第Ⅳ章　手部を知る！」参照）（武田他監訳，2013；嶋田他監訳，2012；Bunnell, 1938）．当然，この対立運動の中心的な役割を果たすのが母指である（図5-1）．

　さて，母指thumbは手の重要な指digitsの一つであることは，すでに示してあり確認できたと思われる．この母指は，仲間であるほかの指（手指：fingers）をリードしながら，手として日々その機能（役割）を果たしている．

　後に，詳しく述べるが，母指はその運動基盤に大菱形骨と第1中手骨で構成され2自由度の運動をもつ第1手根中手関節 1st carpometacarpal joint〔あるいは大菱形中手関節 trapeziometacarpal joint〕（Cooney et al, 1981）．本書では手指の CM 関節と区別しやすくするため TMC 関節とする〕．運動域に関しては TMC 関節よりもやや狭くなるが，第 1 中手骨と基節骨で構成される 2 自由度の運動をもつ中手指節関節 metacarpophalangeal joint（以下，MCP 関節），さらに基節骨と末節骨により構成される 1 自由度の運動をもつ指節間関節 interphalangeal joint（以下，IP 関節）の 3 つの関節で構成され，全体として 5 つの自由度の運動をもつ．そして，これらの運動の合成によって**分廻し運動**も可能であり（武田他監訳，2013；Napier，1955；Youm et al, 1978；Williams & Warwick eds，1980；山﨑他監訳，2012；Cooney et al, 1981），こうした運動基盤により手として多様な機能を実現している．

安静時の母指の肢位から母指の機能の多様性を理解することができる．図 5-2 に示すように，母指の安静肢位は前腕の肢位が，回内位，中間位，そして回外位であるかによって，手の使用目的が異なるために多少変化する．母指の機能かつ運動の基盤である TMC 関節の靱帯構成による生理的な動揺性があるため，母指の肢位は容易に変化できるのである．母指のそれぞれの安静肢位ごとに説明を加える．

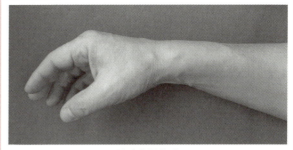
前腕中間位時

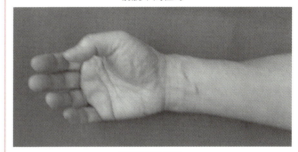
前腕回外位時

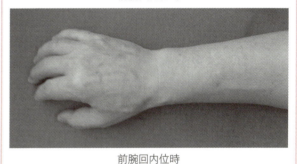
前腕回内位時

図 5-2　前腕の肢位と母指の安静肢位

5.1　母指の安静肢位と前腕の肢位

日常生活の中で，母指はどのように役割を果たしているかを確認していくため，手の作業方向を決める前腕の肢位と母指の肢位との関係を示し，母指の運動準備（肢位）と前腕の肢位が生みだす作業の方向・作業空間の広がりの可能性を考える．

5.1.1　前腕中間位での母指

まず，前腕中間位と母指の関係をみてみよう．前腕中間位は，掌側面は水平面に対して垂直に位置している（図 5-2 上）．言いかえると，手掌はその前腕の置き方，すなわち肩関節の回旋の度合で前額面から矢状面の間のどこかに位置しているといえる．このとき，母指は重力の影響も加わるため掌側外転方向に向けて，少し開く肢位をとる（軽度掌側外転位）．また，前腕と母指の肢位から，母指に重力により尺側方向に力が加わる（作用する）．特に，母指内転筋の手指の屈筋腱に対する滑車的役割から，母指球筋の自然張力も働き，第 1 中手骨はやや内転方向に引き寄せられる．この状態を第 1 中手骨と第 2 中手骨の関係でみてみると，TMC 関節を軸として重力はこの関節の周辺組織のうち，橈・背側部の組織を伸長することになる．また，この 2 つの中手骨を掌側方向からながめてみると，2 つの骨はほぼ重なるように中間位にあることが観察できる．この肢位は，手の動作との関係からみると把持肢位にある（日本整形外科学会他，1995）といえる．

すなわち把握動作の運動準備につながってくる肢位である．

5.1.2　前腕回外位での母指

次に，前腕回外位における手掌と母指の関係をみる．前腕を回外位でテーブルの上に乗せて（図5-2中）観察してほしい．完全回外位にはならず，40〜50°ほどであろうと思われる．前腕回外位では手の掌側は斜め尺側方向を向いている．この手の状態では，母指は支えがなく，重力が母指球筋の自然張力を受けながら内転かつ背側（伸展）方向に加わるため，母指の安静肢位をみると示指よりも橈側外転方向を向く．

実際，大菱形骨からみるとすでに15°ほど橈側に傾いており（日本整形外科学会他監，2014；Zancolli et al, 1987），安静位では掌側・橈側外転位45°ほどの位置にあるといわれていることからも，この肢位は対立位（掌側外転）より，やや内転位に位置することになる．この肢位を，手の動作の様式と重ね合わせてみると道具としての手がみえてくるだろう．すなわち，水を手ですくうときにみられるような非把握動作につながっていると考えられるわけである．

5.1.3　前腕回内位での母指

最後に前腕回内位における手掌と母指の関係についてみてみよう．これまでの2つの肢位と同様に手掌をテーブルに向けながら前腕を静かに置いて観察してほしい．この肢位では，手の位置の高さにより前腕は回内位を多少変化させる．テーブルに置いたその手をそのまま上に挙げてみると理解できるように，手掌は機能的には机上でのなんらかの作業方向に向いている．このような前腕の肢位は，空間での手の作業肢位ともなるが，多くの手の動作では前腕がテーブルなど平坦なところに置かれていることが多いので，ここではその条件下で前腕回内位での母指を考えてみる．

テーブルなど平坦な物体の上に置かれている手は，重力によって手部全体が押されるように，また母指も橈側がテーブルに接触するように置かれる（図5-2下）．このとき，母指そのものはテーブルからの反力や母指球筋の自然張力によって，やや伸展かつ内転方向に力が加わるが，相対的にTMC関節では軽度屈曲位をとる．前腕回内位では母指がやや内転方向に引かれる点以外は，作業準備の前の前腕を含め，手は機能的肢位に近い状態にあるといえる．特に，空間での手の作業や書字動作では，手は完全に機能的肢位の範囲にあるといえる．すなわち，この肢位にあるならば手部は筋，具体的には手関節伸筋群の働きによって目的動作に合わせ，さまざまな肢位に変化させることが容易になる．しかし，前腕回内位で前腕が空間に位置するとき，母指は重力によって下方（掌側外転方向）に牽引力が加わる．それと同時に母指球筋の自然張力によって尺側方向に引かれる．このようにみていくと，手（前腕）の空間での条件によって相反する静的な非把握動作と動的な把握動作が境なくつながってくるように思われる．すなわち，机など平坦なところに置かれた前腕回内位の手は立ち上がり動作時などにみられる手の支持作用（静的機能：開始肢位でもある）につながり，この手を空間で保持すると，さまざまな手の動作（作用）における把握動作の準備段階（開始肢位）となる．

以上のように，母指は前腕の肢位などの影響を受けながらTMC関節の生理的な動揺性の存在によって，その肢位を微妙に変化させる．この変化への，MCP関節，IP関節の影響は少ないが，逆に母指の肢位によってこれらの関節肢位は多少影響を受ける．これは次の動作の準備を行っているともいえる．

このように，母指の肢位の変化は次の動作への準備段階であると捉えるならば，この母指の肢位がすべてTMC関節のもつ生理的動揺性によるものであると考えることには少し疑問を感じる．そこで，TMC関節を手という複雑な機能を果たしている器官の骨構成の要素であると捉える視点から母指の運動を考えていく必要がありそうである．

5.2 母指の骨構成

　母指は，手指に存在する中節骨がないという点で，手指と異なる骨構成をもっている．また，母指全体を受ける支持部分の大菱形骨と関節を構成する第1中手骨も他の中手骨と比べて短くその基底部も扁平である（図5-3）．この第1中手骨は，ほかの中手骨と**深横中手靱帯**でのつながりもないため，独立した運動が可能である．そして構造上，TMC関節は安静時外転位にあり，運動しやすい肢位になっている（**開放肢位 loose-packed position**にある）（MacConaill et al, 1969）．そのため，前腕の肢位によって母指の肢位も影響を受けやすく，変化しやすい（相対的な重力方向に変化）．そこで，母指を理解するには，この運動しやすい肢位（開放肢位：母指）の根拠はどこにあるのかを知る必要がある．

　その根拠を求めて，はじめに母指の骨構成についてみてみよう．

　母指は，第1中手骨，基節骨，そして末節骨の3つの骨から成り，それを基盤である大菱形骨が支える形となっている．ほかの手指には存在する中節骨がない．ただ，第1中手骨はほかの手指の中手骨とは異なり，形状はどちらかというとほかの手指の基節骨に近いように感じる．第1中手骨骨頭をみると，ほかの手指の中手骨骨頭に比較すると扁平で楕円関節としての役割は十分に果たせないように思われる．その一方，この第1中手骨基底部は，大菱形骨と関節を構成し，独特な関節運動を行うことができる．

　ここで，母指の基盤である大菱形骨に関する情報を整理しておく．

　Yuらは，安静時の母指は掌側面 palmar surfaceに対して約60°の傾きをもち（図5-3），前腕回外位ならば，指腹を尺側に向けていると述べている（MacConaill et al, 1969；Yu et al, 2004）．前腕回内位ならば，Zancolliらは，安静肢位での母指は前額面に対して15°の傾斜をもつと述べている（Zancolli et al, 1987）．これは，基準値となるが，大菱形骨が80〜84°の傾斜をもつとする報告に近いものであり，興味深い（Kaplan, 1966）．この報告によれば，手掌を上に向けてテーブルの上に手を置いたとき，母指の安静肢位は15〜20°ほど橈側外転，あるいは伸展位にあることが理解できる．この肢位はFlattやMcFarlaneによる運動定義における外転・内転ともいえる（Flatt, 1961；Ebskov, 1970）（図5-8, 89頁）．さらに，第1中手骨と第2中手骨の成す角，すなわち第一ウェブスペースをみると45°の開きがある．そしてZancolliら

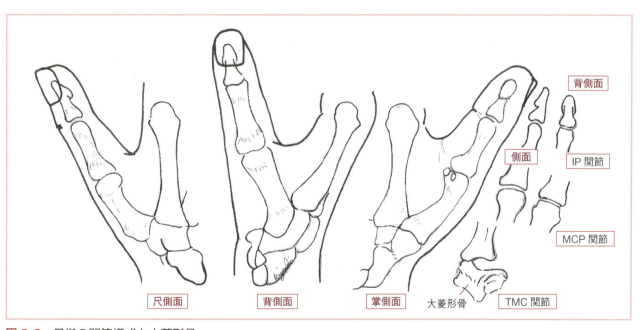

図5-3　母指の関節構成と大菱形骨

はここでの掌側外転域は50°であるとしている（Zan-colli et al, 1987）．これはどちらかというと他動的な運動域ということができる．

　ここで，高齢者を対象に診療を行っていると，少し気になるところがある．それは，安静時，高齢者の多くが母指（TMC関節）を内転させ，やや屈曲位に保っているような，内転傾向の強い母指をみることである．これについては，次の関節の項で詳しく述べるが，このような手では大菱形骨の内側部の険しい稜線に，第1中手骨の内側部の堀の深い谷をひっくり返したような形状の部分が組み込まれるようにはまっている．よって，母指の内転位での屈曲・伸展方向への可動性は，大きく制限されることが予測される（TMC関節での閉鎖肢位でもある）．その結果，母指の機能を中心に，手の基本的な把持機能は制限され，特に，大きな目的物を保持することはできなくなる．また，母指では3つの関節（IP・MCP・TMC関節）が協調しながら作用しなければならないためそれを補うために，さまざまな変形を引き起こすことになる．MCP関節

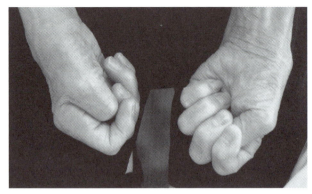

図 5-4　高齢化と母指の変化
TMC関節の内転・屈曲傾向による変化

の過伸展という異常な肢位はその変形の一つである（図5-4）．

　このようにして，TMC関節の鞍関節（Williams & Warwick eds, 1980；Zancolli et al, 1987；Bunnell, 1938；Kaplan, 1966）という機能的な特徴が失われる．この鞍関節であるTMC関節の関節包は強いが，ゆるい．関節包をつつむ靱帯がそれをおさえて支えている．

5.3　母指を構成する関節

　母指は，前述のように大菱形骨，第1中手骨，基節骨，末節骨の4つの骨で構成されている．その近位部の中手骨は大菱形骨とTMC関節を構成し，中手骨骨頭は基節骨と中手指節関節 metacarpophalangeal joint（以下，MCP関節）を構成し，さらに基節骨は末節骨と指節間関節 interphalangeal joint（以下，IP関節）を構成する．

　このように，母指はTMC関節，MCP関節，IP関節の3つの関節によって構成される（図5-3）．これらの関節の運動は，それぞれ2自由度，2自由度，そして1自由度で，母指全体では5つの自由度をもって運動（動作）が行われている（Williams & Warwick eds, 1980；Cooney et al, 1981）．そして，これらの関節運動の合成運動としての，特にTMC関節の2つの運動の合成運動としての分廻し運動をほかの手指，特に小指や環指が補助することによって対立（復位）運動が成り立つ．これは，手の機能としてほかの手指の協力があって成り立つ運動であり，第4・5手根中手関節（以下，第4・5 CM関節）の運動がその成り立ちに重要になる．

　この対立運動については，すでに本書の随所で述べてきているが，ここでさらに詳しく説明していきたい．対立運動では尺側方向へは内旋・回内，橈側方向へは外旋・回外現象（phenomenon）が伴うことも知られており，このことは母指の運動が非常に複雑であることを示している（山﨑他監訳，2012；Cooney et al, 1981；塩田訳，2006；Napier, 1956）．そこで，3つの骨構成と大菱形骨が作り上げるこれら3つの関節の一つひとつについて説明を加えたい．

5.3.1　大菱形中手関節
trapeziometacarpal joint（TMC関節）

　大菱形中手関節は，中手骨 metacarpal bone と手根骨 carpal bone から成る手根中手関節（CM関節）の一つである．そして，5指 digits の最初の関節であ

るため，第1手根中手関節 1st carpometacarpal joint とよばれることが多い．この関節を構成する手根骨は大菱形骨であることから，これと中手骨が成す関節として**大菱形中手関節 trapeziometacarpal joint** ともいわれる．本書では，ほかの手根中手関節（CM関節）と区別する立場をとるため，大菱形中手関節（TMC関節）とする．この関節の構造は，鞍関節で，2つの直行する運動面をもち，屈曲・伸展，外転・内転の2自由度の関節運動が可能となる（図5-5）．

古くは，Winslow（1752）が，TMC関節を2重の蝶番関節 a double ginglymus と表現し，屈曲・伸展，外転・内転ができるとした（Zancolli et al, 1987）．このように独立した2つの関節として捉える考え方は，非常に興味深いものである．そこには，2自由度としての関節が存在し，TMC関節における回旋運動の存在は考えられていなかったことがうかがえる．そして，長い時間を経て Fick（1854）によって新しい用語として saddle joint（**鞍関節**）が使われ，今日に至っているといえる（塩田訳，2006；Zancolli et al, 1987；Eaton et al, 1969）．

TMC関節は，その名称から想像がつくように，大菱形骨を鞍（馬）と見立て，その上に第1中手骨という人がまたがっているような構造を成している．実際，大菱形骨の第1中手骨と接する遠位関節面をみると，この関節面は近位かつ手背側に深い山形の鞍状を形成し，遠位かつ掌側方向にいくにしたがって平坦で丸い丘のようになる．近位から遠位にかけてはなだらかな凹状をなして，第1中手骨基底部を受けている（図5-5）．したがって，この基底部は，大菱形骨を覆いかぶさるようにテント状（凹状）の形をしてはいるが，この基線（底）のみをみると遠位・近位に凸状に形を成していて，大菱形骨の関節面に合うようになっている．このように，非常に興味深い形状をなしているのが，TMC関節の近位関節面を有する大菱形骨である．

これらの大菱形骨の形態的な条件を心にとどめて，第1中手骨基底部をみると，大菱形骨に第1中手骨の基底部がうまく組み込まれるようにできていることが理解できる．ここに，TMC関節の機能的な特徴が表れている．この特徴はどのようなものであるか説明する．

今，大菱形骨の関節面上に第1中手骨基底部が乗せ

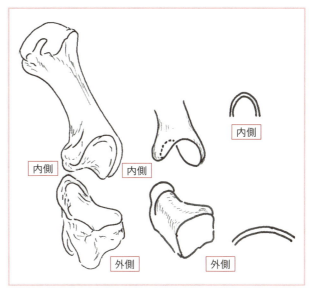

図5-5 大菱形中手関節（TMC関節）
内側は険しく，外側はゆるやかな弧を描く．

られているようにTMC関節を思い浮かべてみよう．ここで，第1中手骨を大菱形骨の近位背側方向に傾ける（掌側内転方向）と，大菱形骨の険しい峰と深い谷をひっくり返したような形状をしている第1中手骨の基底部はうまく組み込まれる．この状態では関節の動揺性は著しく制限される（**閉鎖肢位 close-packed position**）．一方，第1中手骨を掌側に傾ける（掌側外転方向：母指外転位）と，その基盤となる大菱形骨の遠位掌側面はゆるやかな丸い形状（すべての方向にゆるやかな凸状）を成しているため，そこに立つようにある第1中手骨はあらゆる方向に動きやすくなる（**開放肢位 loose-pack position**）（MacConaill et al, 1969；Williams & Warwick eds, 1980）．

このような，TMC関節の大菱形骨関節面上での第1中手骨の肢位により，その関節面の接触面の動的変化について次のようなことが考えられる．すなわち，この掌側内転は第1中手骨基底部が，大菱形骨の近位背側部に組み込まれて接触面が拡大され，ここでの動き・運動は著しく制限されることが予測される．一方，掌側外転位では大菱形骨の遠位掌側部は，丸くゆるやかな丘状の凸面に第1中手骨が乗る状態となり，その接触面が減少するため，あらゆる方向に動き・運動が可能となる．このように母指は，TMC関節での第1中手骨の肢位（位置：大菱形骨との接触面）によって，運動域および運動方向が動的に変化する．また，加え

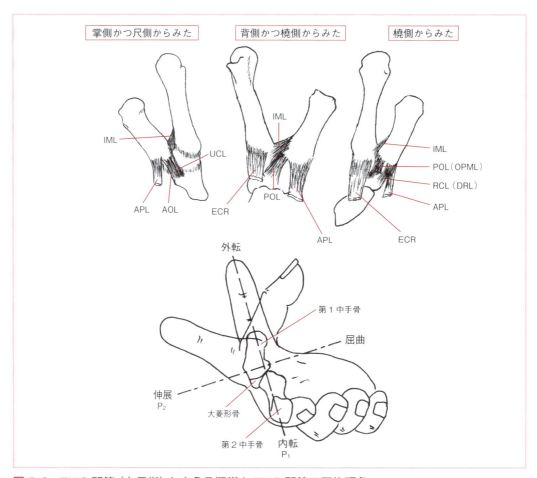

図 5-6　TMC 関節（右母指）を支える靱帯と TMC 関節の回施現象
APL：長母指外転筋，AOL：前斜靱帯，ECR：橈側手根伸筋，IML：中手骨間靱帯，POL：後斜靱帯，
RCL（DRL）：橈側側副靱帯，UCL：尺側側副靱帯
P_1：TMC 関節の生理的外転・内転運動面（手掌に対し，45°に傾斜している），母指の安静肢位にあたる．
P_2：TMC 関節の生理的屈曲・伸展運動面

て述べておくならば，母指の安静肢位は 45°ほどやや橈側に傾いた掌側外転位にある（図 5-6）．したがって，安静肢位では弱い力でも安全に徒手的に大菱形骨の関節面上を第 1 中手骨を動かすことも可能である（生理的動揺性が確認できる）．このことは，臨床での母指の機能的な再建の一歩につながる．

次に，Ebskov らがゆるい靱帯と表現する，大菱形骨と第 1 中手骨をつないでいる靱帯について説明する（Napier, 1955；Ebskov, 1970；Eaton et al, 1969）．

5.3.2　大菱形中手関節を支える靱帯

大菱形中手関節を支える靱帯は，Bettinger らがいうように手術中に視覚的に確認するのはむずかしいようである（Bettinger et al, 1999）．しかしながら，古くは Haines をはじめとして，現在までに多くの報告がされている（嶋田他監訳，2012；Eaton et al, 1969；Haines, 1944；Pieron, 1973；Pagalidis, 1981）．さまざまな報告間における使用用語の統一性には問題を残しているが，ここでは大菱形中手関節（TMC 関節）を支える重要な靱帯について，多くの学者が一致しているものをまとめ紹介する．

TMC 関節を支える靱帯として，主に 4 つが挙げられる．第 1・2 中手骨基底部間を結ぶ中手間靱帯，第 1 中手骨基底部と大菱形骨を結ぶ前斜靱帯，後斜靱帯，さらに橈側側副靱帯である．これらの靱帯はつまみ動作などで，TMC 関節の静的な安定性に貢献している．また，母指の対立もしくは分廻し運動（現象を含む）の最終域で第 1 中手骨の回旋現象を生み出す要因でもあるので，ここで説明する（図 5-6）．

❶ 中手間靱帯 intermetacarpal ligament（IML）

中手間靱帯は，第1中手骨尺側基底部と第2中手骨橈側基底部を結ぶ靱帯であり，第1中手骨を尺側に静的に引き付けている強い靱帯で，近位部は長橈側手根伸筋腱の付着部わきの第2中手骨橈背側基底部から起こり，橈掌側に走行し，第1中手骨の掌尺側の基底部に付いている（Pagalidis, 1981；Neumann et al, 2003）．また，一部は尺側側副靱帯に合流しているといわれ，第1中手骨基底部を第2中手骨基底部に引き付けるように作用しているといえる．Pieronは，中手間靱帯をTMC関節の安定化に重要とされる靱帯の3つのうちに入れている（Pieron, 1973）．そして，母指の外転（Flattによる）や対立では，この靱帯の緊張が高まる．臨床的に関係するのが，一般にBennett骨折といわれる第1中手骨基底部の骨折である（茨木他編, 2004；内田監, 2011；鳥巣他総編, 2005）．この関節内骨折では中手間靱帯が強く作用し，第1中手骨の尺側基底部を引き付けているために，骨折時，この部分で三角骨片を作る．同時に，折れた第1中手骨全体は長母指外転筋腱で牽引されるため，掌側近位の方向に脱臼転移する．その結果，母指（第1中手骨）は母指内転筋によって内転位をとる（茨木他編, 2004）．また，第1中手骨の橈側基底部に付着する長母指外転筋腱の自然張力は，大菱形骨の遠位関節面で第1中手骨基底部を橈側，やや掌側に牽引していることになり，なんらかの原因で中手骨靱帯が緩むと，この関節での亜脱臼状態を引き起こすことがある．

❷ 前斜靱帯 anterior or palmar oblique ligament（AOL）, an intracapsular ligament

前斜靱帯は，幅広で大菱形骨の掌側稜から斜めに走行しながら第1中手骨の基底部の掌尺側の基底部稜に付いている．この靱帯を浅層と深層（外側部）に分けている研究者もいる（Bettinger et al, 1999）．前斜靱帯は，母指の外転，伸展，対立で緊張するといわれている．また，前屈曲運動時，第1中手骨を他動的に回内に誘導する（回内現象を導く）とされている．また，復位retropositionでは，第1中手骨を回外させるともいわれる．大菱形骨が外側方向へ引かれるのを抑制している．

❸ 後斜靱帯 posterior oblique ligament（POL）, the second intracapsular ligament

後斜靱帯は，背側靱帯 dorsal ligament，背外側靱帯 posterior lateral ligament などともよばれ，大菱形骨の背尺側稜から斜めに走行し，第1中手骨の掌尺側基底部に付き，前斜靱帯と対になっているともいえる．そして，母指の外転，対立で緊張する．ただ，この靱帯を切離しても，TMC関節の不安定性は起こらないとされている（Pagalidis, 1981）．

❹ 橈側側副靱帯 radial collateral ligament（RCL）, dorsal radial ligament（DRL）

橈側側副靱帯は，大菱形骨の背橈側稜から扇型の形で第1中手骨の背側基底部に付いている．ただ，この靱帯を切離してもTMC関節の安定性には影響を与えない．この靱帯は伸展以外のあらゆる運動のさまざまな角度で緊張するとの報告がある（Neumann et al, 2003）．

以上のTMC関節の主な靱帯を振り返ると，Ebskovがいうように，この関節の靱帯は厚く強いが，関節の動揺性を許しているように，直接関節の支持性に大きく関与しているとはいえない．ただ，多少矛盾はしていると思われるが，Pieronは前斜靱帯，中手間靱帯に加え，TMC関節の補助的な靱帯 accessory ligamentでもある尺側側副靱帯 ulnar collateral ligamentについて，関節包の強化はしていないが，母指の安定化に働いているとしている．

次に，TMC関節での運動について話を進めるが，その前に確認しておくことがある．それは，関節運動は3つの要素でその運動が決められることである．

第1の要素が骨の形状で，骨の形状によりその関節の運動方向が決められる．例を挙げれば，すでに説明してきたようにTMC関節は形状から鞍関節がもつ性質上，ほぼ大菱形骨を直行する運動面上を動くわけである．これを，Winslowが考えるように2つの蝶番関節が垂直直行して成り立つと考えるのもおもしろい．

第2の要素は靱帯である．TMC関節を構成する大菱形骨と第1中手骨基底部をつなぐ靱帯は，関節運動における静的な制御を行っている．特に大菱形中手関節では，外転・屈曲・伸展などの運動域の最終段階で

運動の制御とともに，第1中手骨を回旋させる作用がある．当然ではあるがこの動きには関節運動の力源である筋が必要となる．これが3つめの要素である．

TMC関節の運動でおもしろいことは，第1中手骨を一定の関節肢位に保つための筋群として主に母指球筋が作用しており，手の動作・作業時のように力を必要とするときの筋（主に外在筋と母指内転筋）との間に役割分担があることである．そして，繰り返しになるが，これら動作・作業の中でTMC関節の安定性に寄与しながらTMC関節の運動の最終運動域での動き（回旋現象）を導いている靱帯の役割は非常に重要であることを忘れてはならない．

では，次にTMC関節での運動について考える．

5.3.3 TMC関節の運動

臨床では大菱形中手関節（TMC関節）の運動を評価するときは，母指全体の運動，すなわち母指の3つの関節の運動を同時にみていく必要があるが，ここでは個別にTMC関節の運動について説明する．

母指の機能かつ運動の基盤であるTMC関節については，さまざまな意見がある．本書では，第Ⅱ章で定めた動きmotion・運動movement・現象phenomenonの定義に沿って説明する．その立場からTMC関節で起こる回旋rotationはTMC関節におけるそれぞれの運動が最終運動域に到達する中で靱帯の作用が加わって起こるものであって，随意的な筋の働きで起こる動きmotionではないため，現象phenomenonと考える．

したがってTMC関節は，屈曲・伸展運動，外転・内転運動が可能な2自由度の関節と考える．これは，Cooneyらの考えと同様であり，母指の3つの関節全体で考えると，5自由度の動きをもっているといえる（Cooney et al, 1981）．

次に，TMC関節の運動に働く筋について説明する前に，母指における動き（運動）の定義について確認する．KaplanやZancolliらが述べているように，母指の動き・運動は直線的な動きangular motion（non-rotational movement）と回旋の動きrotatory motion（simultaneous angular movement）の2つに分けられる（Zancolli et al, 1987；Kaplan, 1966）．前者は運

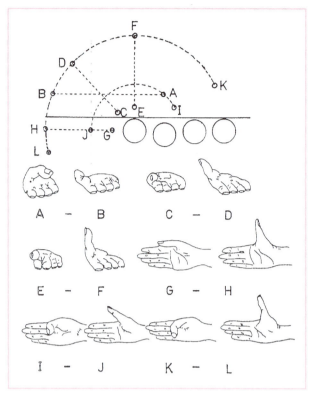

図 5-7 Ebskovによる大菱形中手関節（TMC関節）の運動定義

A-Bは手掌面に平行な動き，C-D，E-F，G-Hは手掌面に45°，垂直，平行な動き，I-Jは小さな分廻し，K-Lは最大限の分廻し運動．
右手を完全に回外して，指先から見た母指の動きを示す．尺側（K）から橈側（L）にかけての円は，正常な機能をもつ母指が随意的に最大限の分廻し運動を作ったときの母指先端の軌跡を示す．

動を普遍的に考え，理解しやすくする．そして，後者は分けることによって基本的な動き（直線的な動き）と三次元的な運動があることを知ることである．

Ebskov（1970）は，母指の電動ゴニオメータを開発した．そして，筋電計を用い，母指の三次元的な運動解析を行い，それをまとめた著書の中で，多くの研究者が，それぞれの立場からまちまちに運動定義をしていることを示し，運動定義がまちまちであるために，それぞれの報告の結果を比較することはむずかしいと述べている．そのうえでEbskovが彼なりの運動定義を示し，動き（運動）についてまとめ上げたものが図5-7に示したものである（Ebskov, 1970）．このEbskovの運動の定義は運動方向を記号化，図式化し，それに実験結果で得られた筋活動を合わせるためのものであり，運動分析をより理解しやすくすることを目的としている．しかしながら，ここで解析された運動

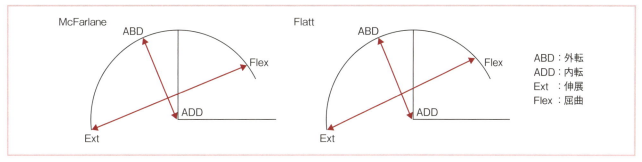

図 5-8　McFarlane や Flatt の運動定義

は自然なものではなく，定められたもので，枠の中で行われているものであり，自然な状況下での運動定義ではないため，多少違和感を生む運動方向もある．

そこで，本書では大菱形骨の TMC 関節の関節面が 60〜80°ほど傾きをもっていることからも，自然な運動方向を尊重し，McFarlane や Flatt が定義している，より自然な肢位での2つの直行する運動方向をそれぞれ屈曲・伸展，外転・内転とした（図 5-8）（Flatt, 1961；Ebskov, 1970）．この運動方向は，大菱形骨の傾きに沿ったものでもあり，ここで形成される鞍関節（大菱形中手関節）上を直行する大菱形中手関節の2自由度の運動方向と一致し，自然な運動であるといえる．これは，臨床的にも使いやすい．

この動きの方向は，Zancolli が述べている TMC 関節における大菱形骨の橈側への傾き（15°）とも一致している．当然，遠位関節面で起こる第1中手骨基底部の動きの幅と一致しているといえ，より自然な動きに近いと考える．

さて，それでは母指の直線的な動き angular motion（Zancolli et al, 1987）について話を進めたい．

❶ 直線的な運動 angular motion, nonrotational movement（図 5-9）

■ 母指屈曲

母指屈曲は，中間位（安静位）にある第1中手骨がそのまま尺側方向へ動くものである．このとき，内転運動が加わると小指へ向かう運動となり，これは本来の屈曲運動とはいえない．また，小指に向かう運動は最終域で回内現象を伴う（山﨑他監訳，2012；Cooney et al, 1981；Hollister et al, 1992；Eaton et al, 1969）．すなわち対立位にある母指を最大限尺側方向へ動かす場合は，屈曲運動ではなく対立運動であり，三次元的

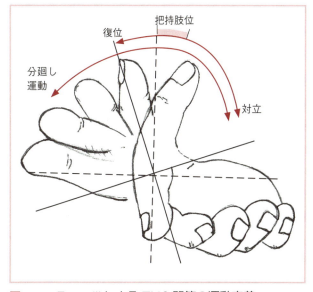

図 5-9　Zancolli による TMC 関節の運動定義
最も大きく運動するのが分廻し運動，その一部が対立・復位運動である．さらに2点つまみ・3点つまみを行う特別な肢位を把持肢位という．

な運動として，第1中手骨に回旋（回内）現象が加わる．

■ 母指伸展

母指伸展は，安静肢位（前腕回外位での母指の安静肢位）から橈・背側への運動で，屈曲の反対方向の運動でもある．この運動の最終域は，母指における橈側外転位である．また，屈曲の逆方向の運動でもあるが，この運動の最終域では，靱帯による運動制御の結果，回外現象が引き起こされる．さらに，最大掌側外転位からの伸展は復位でもあり，当然回外が起こる．これは，回旋現象で，分廻し運動の一部であり，伸展ではない．

■ 母指外転

母指外転は，掌側面に対してやや斜め外側（橈側）方向に，母指が掌側面から離れる運動である．すなわち，第1中手骨骨頭が，第2中手骨骨頭から離れる状

態でもある．そのため多少異なる面もあるが，Ebskov の運動定義の中の掌側外転（図 5-7 の E から F への動き）とよぶ者もいる．また，この肢位は大菱形骨の近位の険しい尾根から第 1 中手骨基底部の谷間が離れている状態でもあり，TMC 関節では最も関節の動揺性が高くなる肢位でもある．ただ，最大外転位は尺側へ牽引され，同時に回旋（回内）現象を伴い，対立運動となる．これは，すでに述べている回旋運動 simultaneous angular movement（rotatory motion）とよぶことができる．そうであれば，最大努力の外転は別に考える必要があるだろう．また，Zancolli は背側靱帯によって，この運動は制限されていると述べている．

■ 母指内転

母指内転は，母指が示指に限りなく近づく運動である．外転と同様に考えると，第 1 中手骨骨頭が第 2 中手骨骨頭に近づく運動でもある．そして，2 つの中手骨はほぼ平行に並ぶ．この内転位では，TMC 関節で大菱形骨内側部が，第 1 中手骨基底部の内側部に深く組み込まれる．その結果，この肢位での TMC 関節の動揺性は著しく制限される．これは，MacConaill のいう閉鎖肢位 close-packed position（MacConaill et al, 1969）である．

以上，直線的な動きについて定義をおこなった．

次に，Kaplan や Zancolli が指摘したもう一つの母指の運動の回旋運動（現象）について考える（Zancolli et al, 1987；Kaplan, 1996）．これらの運動はすでに説明した屈曲，伸展，外転，内転の 4 つの直線の動きとどのような違いがあり，どのように捉えたらいいかについて述べる．

❷ 回旋運動 simultaneous angular movement，rotatary motion

■ 対立と復位

Kaplan や Zancolli がすでに提言していることだが，筆者らは臨床では屈曲・伸展，内転・外転の直線的な動き motion のほかに，この母指における回旋運動の概念を取り入れながら TMC 関節での三次元的な運動の再構築を行うと，特に外科的再建術後の TMC 関節の運動の再構築などがスムースに入れると考える．そして，日々の治療訓練に役立つと考えている．ただし，この動きは回旋運動ではなく，筆者らは現象として捉えるべきと考えている．

この回旋現象（運動）は，すでに紹介した 4 つの直線の動きに対して，分廻し運動を象徴とする曲線運動（アーチ運動）であるということができる．すなわち，対立 opposition の動きであり，その反対方向の動きが復位 retroposition である．また，Zancolli は第 1 中手骨の長軸における回内を伴った尺・掌側への分廻し運動も含めている（図 5-9）．

このように，母指の TMC 関節での運動については，いろいろな見解がある．しかしながら，回旋運動の基本は母指の分廻し運動であり，手の機能には欠くことのできない対立運動である．ですから，ここでは対立・復位運動を分廻し運動と同等に扱うことにする．この運動は，母指の 3 つの関節が総合的に関与する運動でもある．したがって，母指全体としての回旋現象が生じることも理解しておきたい．そこで，分廻し運動を分解し，対立と復位についてまとめる．

■ 母指の対立

母指の対立は，母指の掌側外転と屈曲（尺側内転）が組み合わさった運動である．この運動を少し強く，すなわち分廻し運動のように行うと，母指球筋や外在筋（長・短母指伸筋）が MCP 関節と IP 関節を伸展させる．Zancolli らは，母指の爪の角度を基準に，母指全体の TMC 関節での回旋現象を次のように述べている．母指の掌側外転を最大限にすると，母指の爪は掌側面に対して 90°位（垂直位）にある．そして，母指の掌側かつ尺側への分廻し運動では，母指の爪は 45°傾くことを確認している（Zancolli et al, 1987）．いまこの場でわれわれがこの運動に挑戦してみても，その再現はほぼ可能である．

■ 母指の復位

母指の復位は，橈側，かつ背側方向への分廻し運動であり，第 1 中手骨の長軸上での回外現象を伴う．この復位は橈側外転と伸展の組み合わせといえる．また，この復位は多少強く行うと，長・短母指伸筋の 2 つの筋が作用して，MCP 関節と IP 関節は伸展する．

さて，母指の運動を理解したところで，それぞれの運動に関わる筋の作用について述べていく．

5.3.4 TMC関節の運動における筋（図5-10）

■ 屈曲運動の作用筋

屈曲運動には，母指内転筋（尺骨神経支配：Ebskovは斜頭が主に働いているとしている），長母指屈筋（正中神経支配），短母指屈筋（正中・尺骨神経支配）が作用する．Ebskovによれば，短母指外転筋も働いているようである（Ebskov, 1970）．母指対立筋や短母指外転筋は母指を外転位の肢位に保持する役割であり，短母指屈筋や母指内転筋が主に働き，より強い力が必要となると長母指屈筋が加わってくると考えられる．また，母指内転筋は示指の屈筋腱を介して作用しており，この働きが母指の内転傾向を生むことになる．これは，第1中手骨の外側基底部に付く長母指外転筋の牽引力によって第1中手骨の基底部が大菱形骨関節面で外側方向へ偏位するのを助ける形となるため，TMC関節での変形を引き起こす要因ともいえる．

■ 伸展運動における作用筋

伸展運動には，長・短母指伸筋（橈骨神経支配），長母指外転筋（橈骨神経支配）が作用する．Ebskovは，短母指伸筋を主動作筋として，母指対立筋や短母指外転筋も働いていると報告している．屈曲と同様に伸展における母指における肢位保持筋と作用筋（力を必要とする筋）の役割区分がはっきりとしているように思われる．Ebskovが述べる母指対立筋や短母指外転筋は肢位保持筋としての役割が強いと思われる．

■ 外転運動における作用筋

外転運動には，短母指外転筋（正中神経支配），長母指外転筋（橈骨神経支配）が作用する．この外転は，母指の肢位保持でもあり，強い筋力は発揮しない．Zancolliはこのほかに外側の母指球筋が作用すると述べているが，肢位保持としての役割が強いと考える．一方，Ebskovは母指球筋のなかでも母指対立筋の働きが強いとしているが，これも肢位保持筋としての役割と考えられる．さらに，長・短母指伸筋が補助しているが，多くの場合，母指は伸展位を保っていることも多いので当然といえる．

■ 内転運動における作用筋

内転運動には，母指内転筋（尺骨神経支配：この筋は母指がいかなる対立位にあっても，示指への2つの屈筋腱をくぐり第3中手骨に付着しており，2つの屈筋腱を滑車代わりにして母指に作用する），長母指伸筋（橈骨神経支配），第1背側骨間筋（尺骨神経支配）が作用する．Zancolliは，このほかに長母指外転筋も作用筋として加えているが，機能解剖学的に筋腱の走行をみれば，長母指外転筋は外転運動に作用しているというよりかは，TMC関節の安定性に関与していると思われる．また，Bergerが述べるように手関節の橈屈に主に働いている．同様に考えると，Ebskovが筋電図学的な実験研究から第1背側骨間筋はTMC関節の動きに関与していないといっているが，彼の実験は無負荷で行われているので，解析された内転運動も肢位保持を目的とした運動であった．すなわち，鍵つまみなどの負荷が加わったときには，第1背側骨間筋は動作目的ではなくTMC関節とともに示指のMCP関節の安定性を図るために働いていると思われる．

■ 対立における作用筋

対立では，母指対立筋，短母指屈筋，短母指外転筋，長母指屈筋（この筋は，母指の指腹に近づけるようなIP関節の屈曲を伴うときには強く作用するが，IP関節を屈曲させずに行うときにも作用すると考えられる），長母指外転筋が作用する．Duchenneは短母指屈筋や短母指外転筋に比べて母指対立筋は少なく作用すると述べている．また，単に簡単な母指対立運動は肢位保持でもあり，母指対立筋・短母指屈筋・短母指外転筋・長母指外転筋・短母指伸筋・長母指伸筋が作用するといわれている．母指の対立運動は，強固にかつ積極的に行うと長母指屈筋や長母指外転筋が加わり，MCP関節は伸展かつ外転が加わり，IP関節は過伸展を起こす．当然これらの筋の作用は，回旋力を生み，母指全体に回内方向への運動を生むことになる．また，最大限の掌側外転（対立運動の一肢位）では，単に外転筋が働くのではなく，TMC関節での第1中手骨の安定化のために，すべての筋が同時収縮を起こすことも心にとどめていなければならない．

■ 復位

復位では，短母指屈筋と母指対立筋が対立位を保ち，長母指外転筋，長母指伸筋，そして短母指伸筋の3つの外在筋が動作を生みだす．

以上，述べてきたことをまとめると，母指の筋は目的の肢位に保つ筋（動作肢位筋）と動作時の力源とな

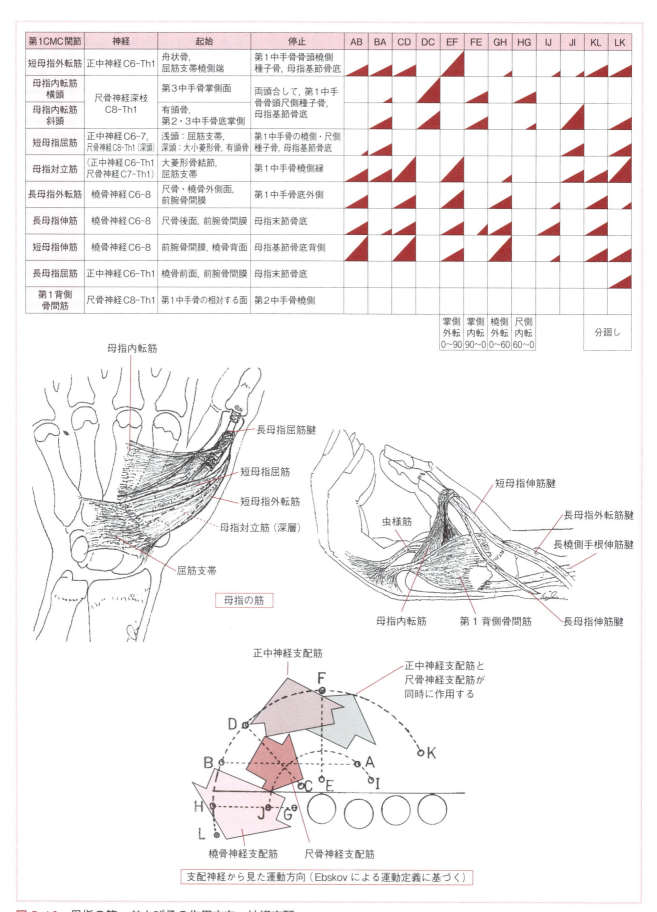

図 5-10 母指の筋，およびその作用方向・神経支配
表は Ebskov による筋電図学的な報告（図 5-7）をまとめたもの．

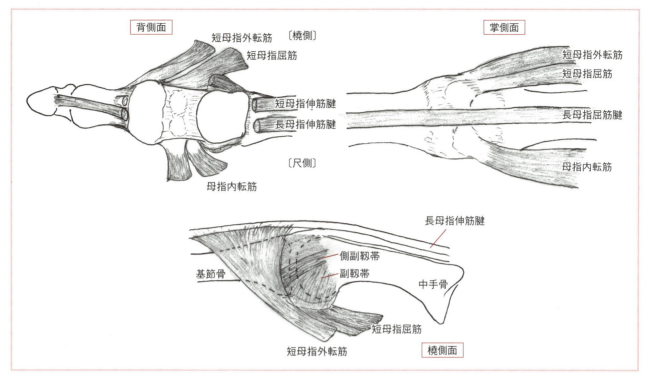

図 5-11 母指の MCP

5.3.5 母指の中手指節関節
（母指のMCP関節．骨構成を含む）

母指の中手指節関節（**MCP 関節**）は，第1中手骨頭と基節骨基底部（近位部）によって構成され，解剖学的には楕円関節であるが，機能的には顆状関節である（図 5-11）．

すでに述べてきたように，第1中手骨はほかの手指の中手骨とは異なり，手指の基節骨の形状に近い扁平状で，球関節的な運動はできず，大きな可動性も求められない．この中手骨骨頭は橈尺側に幅広であるが，掌背側の関節面は狭い．したがって，顆状関節というよりかは蝶番関節に近いようにみえる．しかしながら，靱帯のゆるみと中手骨骨頭の関節面の形状から橈尺屈（側方への運動）が可能である．そのほかの母指のMCP関節と他の手指のMCP関節との違いは，この関節には掌側の両側に種子骨が存在し，母指球筋がこれらに向かって走行し付着していることである．また，この種子骨は，母指のMCP関節の可動域の狭小化に関与しているともいえる．

臨床で，この関節をみていると，屈曲・伸展域の個人差が著しいことに気がつく．このことは，手の機能評価をするときは可能であれば反対側の手と比較したうえで，その障害度を判定しなければならないことを示唆する．

このような特徴がある関節であることを心にとどめ，次に母指のMCP関節の靱帯構成について述べる．

❶ 母指の MCP 関節の靱帯構成

母指のMCP関節の靱帯構成は，先に紹介してきたTMC関節のそれとは大きく異なる（図 5-11）．ここでは，機能解剖学的な立場から靱帯のみではなく，この関節を構成する第1中手骨骨頭と基節骨基底部をつなぐほかの構成要素も含めて説明する．

母指のMCP関節は，立体的にみると4方向すべてになんらかのつながりを持つが，主なつながりは両側にある側副靱帯であり，これがこの関節の運動方向を決定づけているといえる．さらに，掌側には掌側板volar plateがある．そして，背側は関節包で保護され，

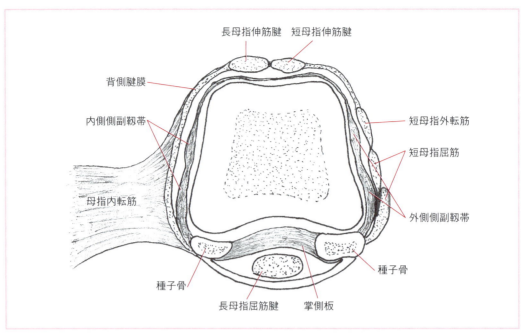

図 5-12　母指の MCP 関節の断面図

その上を2つの伸筋腱が合流するように走行する（図5-12）．これは，母指の伸筋腱の一つである短母指伸筋が基節骨底（背外側面）に付着し，この関節の背側部を保護するとともに，靱帯的な役割を果たしている．ここで，一つ気をつけておかなければならないことがある．それは，臨床では短母指伸筋の欠損者がかなりいること，しかしながら，運動様式の大きな変化はないことである．

■ 側副靱帯

さて，関節運動の中の靱帯の役割をみていこう．Cooney らは，母指の MCP 関節は2自由度の運動をもつとしている（Cooney et al, 1981）．筆者らもそのような立場をとっているが，MCP 関節の側方への運動を試してみると，この関節単独の運動のみではできないのではないかと考えている．なぜなら母指の筋の走行からみても，これらの動きは TMC 関節とともに起こると考えるからである．そして，この MCP 関節での側方への運動には第1中手骨骨頭のその形状（前述）から，自動的に回旋現象が加わってしまうと考える．そこには，両側の側副靱帯のゆるみが多少の動揺性を許すことも関係しているといえよう．すなわち，母指の MCP 関節は顆状関節であることにより，軸回旋が起こる可能性をもっているということであり，側方への運動が回旋現象に置き換わってしまうのである．

TMC 関節（大菱形中手関節）で他動運動を試みると，手指の第2～5CM 関節と同様に伸展位（中間位）にて側方への動きは少ないことに気がつく．そして，屈曲とともに側方への運動が著しく制限されることも理解できよう．このことから，母指の MCP 関節も手指の MCP 関節と同じように，側副靱帯は屈曲とともに側方への運動制御が大きくなることが理解されよう．このことは，把持における手掌内の目的物の固定力に大きく影響を与えているともいえる．

以上のように，側副靱帯は側方への運動制限に作用する．

■ 掌側板

次に，掌側板について話を進める．母指の MCP 関節の掌側は，掌側板で保護されている．母指の掌側板は，他の手指のものとあまり変わらない．その遠位は基節骨に付着する線維軟骨部であり，その近位部は線維性で，屈曲時に折りたたむように軟骨部に入り込むようになる．この掌側板の遠位部から基節骨にかけて斜めに輪状型様の靱帯性腱鞘があり，長母指屈筋腱の浮き上がり現象を抑えている．このように，掌側板の掌側部は一部靱帯性腱鞘をもちながら母指の MCP 関節の掌側部を保護している．同時に，この関節の過度の伸展を制御しているともいえる．

母指の MCP 関節の背側部は，特に靱帯らしきもの

はなく，関節包で覆われている．その背側部を短母指伸筋腱が走行し，関節包に合流するように基節骨底背側部に付着し，結果的にこの関節の背側部を保護していることになる．

以上のようにして，母指のMCP関節は四方から保護されている．

❷ 母指のMCP関節運動

母指のMCP関節の運動は，関節の構造そのものから，ほかの手指MCP関節と比べ，少し運動域が狭いのではないかと予測される．

実際，母指のMCP関節の屈曲・伸展の可動域は，ほかのMCP関節とは異なり狭く，また臨床的にみて個人差が大きい．そのため，非障害側の手との比較が重要となる．ただ，屈曲・伸展方向への運動そのものには違いはない．

一方，側方への運動については，すでに触れてきたように純粋な側方への運動はできず，回旋現象を伴う変則的な運動となる．その一つが，尺側方向への運動はほとんどないことである．そして，もう一つの点は橈側への側屈運動も手指でみられる純粋な側方への運動はなく，作用する伸筋の影響によって回旋現象を伴った橈屈となることである．

次に，これらの関節運動にどのような筋が働いているかを考える．

❸ 母指のMCP関節の運動と作用する筋

はじめに，母指のMCP関節の屈曲と伸展に作用する筋について考えてみよう．

母指のMCP関節は，手指 fingers のMCP関節に比較すると，形態学的には蝶番関節に近い．ただ，この関節における回旋現象の存在から球関節と捉える研究者もいる．しかし，筆者らは運動学的視点から一般的にいわれているように顆状関節として捉えるべきと考え，不十分ではあるが，2自由度の動きをもつ関節とする．

■ 屈曲・伸展運動

屈曲は，母指球筋の短母指屈筋が作用するが，この関節が単独で作用することはなく，IP関節の屈筋である長母指屈筋が補助として働くと考えられる．伸展は短母指伸筋が働くわけであるが，母指球筋の短母指外転筋や母指対立筋が補助しているといえる．

■ 尺屈・橈屈運動

尺屈・橈屈は，母指のMCP関節での単独運動として行われることは少なく，把握動作の流れのなかで起こることが多い．その点に留意してこれらの運動に関与する筋について考えよう．尺屈では，母指内転筋が作用するわけであるが，実質的にはTMC関節の内転運動の延長上で行われると考える．一方，橈屈では，短母指外転筋や母指対立筋が作用するが，これも母指の掌側外転や対立運動の延長上に行われると考えたほうが合理的と思われる．つまり日常の手の作業においてこれらの筋が，TMC関節とともに，母指のMCP関節を回旋させる力になりつつ橈屈させていると考えられる．

以上，母指のMCP関節に作用する筋について，そこでみられる運動と現象とともに述べてきた．次に，母指のIP関節について説明を加える．

5.3.6　母指の指節間関節（母指のIP関節，骨構成を含む）

母指は，ほかの手指とは異なり，中節骨をもたないため，指節間関節は基節骨と末節骨で構成されるIP関節のみである（図5-13）．また，ほかの手指の指節骨と比較すると太く，ガッシリしているため，母指という"親分的な"名前（親指）がぴったりである．把握動作では1指でほかの手指を支えることができる形状・構造をもっているのも母指の特徴である．

IP関節の骨構成の形態をみると，基節骨頭が末節骨基底部を支える滑車関節である．しかし，機能的には，その形状から滑車関節というよりかは螺旋関節の特徴をもった蝶番関節といえる．当然，骨構成と靱帯構成からみて側方の動きは著しく制限され，屈曲・伸展のみの運動が可能である．しかしながら，この関節の運動を観察すると，屈曲運動とともに多少回旋現象（回内）が加わっている．これが蝶番関節とはいえ，螺旋関節的な特徴をもっている所以である．この回内現象は，母指の対立運動を助け，母指の指腹がほかの手指に面することを可能にし，目的物を固定しやすくしているといえる．この回旋現象をもう少し詳しく説明していく．

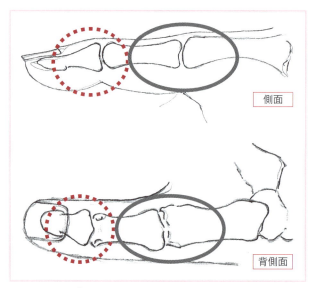

図 5-13　母指の MCP 関節と IP 関節
実線は MCP 関節，点線は IP 関節で，その側面と背側面を示す．

　Tubiana は，IP 関節での 15°以上の伸展運動の欠落 lack[注]は，屈曲運動の欠落より障害をもたらすといっている．確かに，手の使用時の母指の屈曲度をみてみると全屈曲位で使うことはまれである．それならば罹患後運動制限のある手に，完全な可動域を獲得するまで治療訓練を継続することは，不必要なことなのかもしれない．日常生活では，手は中間位から軽度屈曲位での使用が目立つ．ただ，本を持って読むときや，食べ物を保持しているときは，軽度伸展位での動作もよくみられる．このように，日常生活全体からみると軽度伸展位から屈曲位を行き来しながらの動きが多く，把握動作などで最終調整を行う必要のある重要な関節である．

❶ 母指の IP 関節を支える靱帯

　IP 関節も母指の他の関節と同様に靱帯のみではなく，三次元的な関節の安定性に関与するものを含めて考える．基節骨頭と末節骨をつなぐ両側の側副靱帯は，構造上手指の DIP 関節のそれらと大きく異なることはなく，長軸に沿って走行し，関節運動にともなう緊張度は大きく変動しない．この両側の側副靱帯には，掌側，すなわち掌側板に向けた副靱帯がある．副靱帯は，伸展時に関節の両側から，その安定化に寄与している．背側は長母指伸筋が関節包に合流しながら末節骨背側基底部に付着して，過屈曲を制御している．一方，掌側は遠位に線維軟骨部の掌側板をもち，掌側部の安定性に寄与している．さらにこの部分の掌側で長母指屈筋が末節骨掌側基底部に付着しており，IP 関節の安定性を補助している．

　以上のように，母指の IP 関節は手指の DIP 関節とあまり差のない構造をもっている．

❷ 母指の IP 関節の運動と作用する筋

　母指の IP 関節は，関節運動としては蝶番関節と考えられ，屈曲・伸展運動が可能である．これらの動作筋はすべて外在筋で，屈曲には長母指屈筋，伸展は長母指伸筋が作用する（図 5-14）．そして，手を使っているときに力を必要とするとき，これらの筋は不可

　まず螺旋関節の回旋現象を丘に例えて説明してみよう．2 つの異なる大きさの丘があるとする．2 人の人間がそれぞれの丘を同じ速度で登れば，高い丘を登る人は低い丘を登る人が頂上に到達しても，まだ頂上の手前であり，到達時間が少しずれるだろう．これを，基節骨遠位頭の関節面に置き換え，この状況を長軸に垂直に交わる運動軸で考えてみると，その運動軸は傾斜していることになる．この長軸に対する運動軸の傾斜が，回旋現象として現れるわけである．実際に，この IP 関節では屈曲とともに軸がずれ，回旋現象が出現する．

　これを確認するには母指の IP 関節の屈曲運動を橈側の真横から観察してみるとよい．IP 関節伸展位から屈曲させるわけであるが，このとき母指の爪に焦点をあてると，その爪が幅広になるのが観察できる．これが IP 関節での回旋現象であり，把握動作時に母指の指腹が，よりほかの手指と向き合う方向に動くことができることになる．

　これは，Kapandji（1981）が述べるように 5～10°の回内で屈曲とともに起こる三次元的な運動である．そして，この現象は骨形状のみによるものではなく，側副靱帯が生み出す関節の動揺性も重要な要素となっている．

　ここで，IP 関節の可動制限の臨床的意味を考える．

注：lack．ここでは"欠落"と訳したが，本来の意味は他動的に計測すると，ある関節可動域が自動的，すなわち随意的には十分な筋力がない，あるいは腱の滑動不足などで制限がでることをいう．

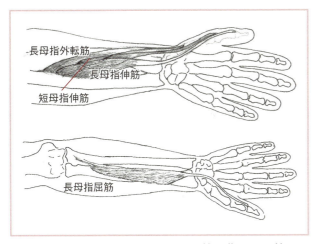

図 5-14　母指の MCP 関節と IP 関節に作用する筋

欠となる．

5.3.7　母指の総合運動を考える

これまでに，母指の 3 つの関節について個別に説明してきたが，日常生活では一つひとつの関節を単独に動かすようなことは少なく，3 つの関節を同時に動かして手を使用することが多い．そこで，日常生活動作のなかでの，特に把握動作のなかでの母指の総合的な関節運動に焦点をあてて考えてみよう．

把握動作における母指の基本的な運動をみてみると，大きく 2 つの対立運動に分けられる．その一つは，にぎり動作時の 3 つの関節が同時に屈曲していく対立運動の様式である．また，もう一つはつまみ動作時の微調整を必要とする対立運動の様式である．把握動作におけるこの 2 つの対立運動の運動様式について，順に話を進める．

❶ にぎり動作と母指（にぎりの運動様式）

にぎり動作は，手掌面も使い，目的物を正確・安全かつ確実に保持・固定する目的をもつ動作である．にぎり動作も基本的には，手の対立運動である．にぎり動作における母指は，手掌で受ける目的物（ボール・こん棒など）を保持するために働く．ここでは，こん棒を握る動作で考える．この動作では，手指とともに母指の 3 つの関節は同時に屈曲運動を開始する．当然，目的物の太さ・大きさによって，その動作の準備として，母指は外転・伸展域をさまざまに変える．特に，大きな目的物では必要とする外転域を保つため，短母指外転筋や母指対立筋のみではなく，長・短母指伸筋が作用する．このとき，これらの筋は IP 関節・MCP 関節の伸展にも作用するため，この関節の屈曲運動が遅れることもある．しかし，TMC 関節での肢位が決まれば，把持力を発揮すべく長母指屈筋，そして母指内転筋，さらに短母指屈筋の補助を受けて，すべての関節の屈曲方向への力が加わり，運動が進む．

また，重い目的物などでは保持・固定が必要となり，長母指屈筋や母指内転筋はより強く働く（図 5-15）．

このように，日常生活での握り動作では，3 つの関節は，ともに屈曲する運動様式をとる．

❷ 対立運動と母指（3 点つまみ）

次に 3 点つまみを例に，母指のもう一つの運動様式について考える．

実際に，手掌を上方に向け，3 点つまみを行ってみてほしい．すると，はじめに母指が大きく示指・中指に近づくのが理解できる．この運動は，母指が把持肢位（母指の指腹が示指・中指の指腹に向かい合う肢位）に到達するまでの動作である．このとき，2 つの手指は MCP 関節を少しずつ屈曲させて母指に近づいていくが，それほど大きな動きではない．

この母指が把持肢位に到達するまでは，TMC 関節では屈曲運動が，そして MCP 関節は母指球筋の作用によってやや伸展される．一方，IP 関節も長母指伸筋によって，やや伸展する．このようにして，母指は 3 点つまみを行うために，手指の指腹に合わせる準備を進める．さらに，運動（つまみ動作）が進むと，すなわち 3 点つまみが完成に近づくにつれ，示指と中指の指腹と母指の指腹が合うように近づく．このとき，母指の IP 関節は軽度屈曲し，示指と中指は母指に合わせるように各関節が屈曲してくる．このようにして，3 点つまみは行われている（図 5-16）．

最後に，各関節で働く筋について，TMC 関節については図 5-10 で示したように Ebskov の運動定義に基づいた筋電図による筋の作用を紹介した．また，MCP 関節と IP 関節については表 5-1 にまとめる．

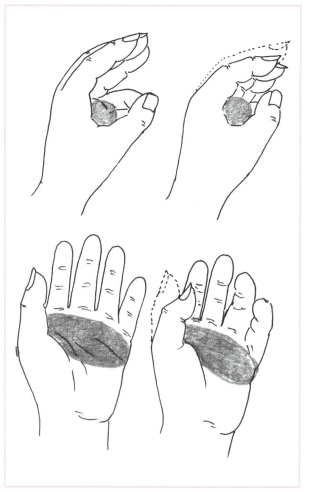

図 5-15　母指の基本運動（1）にぎり動作
にぎり動作の母指は，MCP 関節を中心に 3 つの関節が徐々に屈曲運動を起こす．そして，パワーにぎりの運動様式をとる．

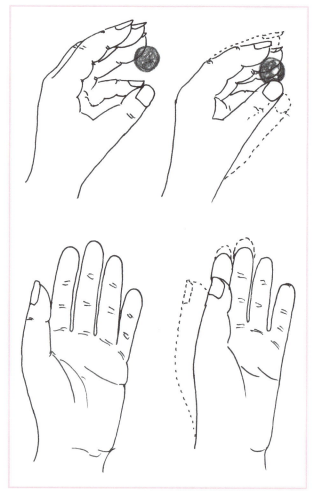

図 5-16　母指の基本運動（2）つまみ動作
つまみ動作での母指は，MCP 関節での屈曲運動とともに母指球筋，長・短母指伸筋によって MCP 関節や IP 関節が伸展する．そして把持肢位を保ちながら 2 点，あるいは 3 点つまみが行われる．当然，つまみが行われるため，示指や中指の屈曲運動も起こる．

表 5-1　母指の IP 関節と MCP 関節に作用する筋

筋名	起始	停止	神経・髄節	主動作筋
長母指屈筋	橈骨前面，前腕骨間膜（上腕骨内側上顆）	母指：末節骨底の掌側面	正中神経：C6〜7（8）	母指 IP 関節の屈曲
短母指屈筋	大菱形骨結節，屈筋支帯	母指：基節骨底	浅頭：正中神経 C6〜7，深頭：尺骨神経 C5〜7	母指 MCP 関節の屈曲，内転補助
長母指伸筋	尺骨，前腕骨間膜後側面	母指：末節骨底の背側面	橈骨神経：C5〜7（8）（後骨間神経）	母指 IP 関節の伸展，内転の補助
短母指伸筋	橈骨後側面，前腕骨間膜	母指：基節骨底の背側面	橈骨神経：C5〜8（後骨間神経）	母指 MCP 関節の伸展

（　）内は破格を表す．

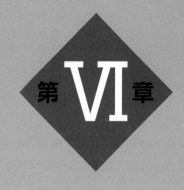

第VI章

手指を知る！

はじめに

手の運動や手作業を考えると，これから説明をしていく手指 fingers は母指の章でも触れたように，母指 thumb を切り離して考えることはできない．なぜなら，ヒトの手の本来の機能を運動学的な立場から考えると把握動作と非把握動作に大きく分類され，その運動基盤は"対立運動"であるからである．この手指の章では手指のみに焦点をあて，話を進めるが，母指を切り離すのではなく，その存在を心にとどめながら手指について説明を加える．

手指は4本（示指・中指・環指・小指）あるが，ここでは手指のすべてに共通した基本的な関節運動に絞って話を進める．これまでの章と同様に，手指の骨とその構成，手指全体の関節の構成，それを支える靱帯，そして手指の動き・運動を決定づける筋腱の走行の順にみていく．さらに，手指の3つの関節から生み出される手指での運動はどのような筋によって行われているかを考えていく．

6.1 手指の骨構成と関節

手関節，手部の骨構成には，中手骨が含まれているが，手指においても，その運動基盤となる中手骨と基節骨によって構成される中手指節関節 metacarpophalangeal joint（以下，MCP 関節）を除いて説明することはできない．そこで，手部の骨構成と重複するが，手指の骨構成は中手骨，基節骨，中節骨，末節骨の4つの骨とする（図 6-1）．手指は，母指とは異なり，中節骨をもつ（Williams & Warwick eds, 1980；Kaplan, 1965；相磯訳，2013）．

手指の骨構成は，4つの手指すべてに共通したものである．同時に，これら4つの骨で構成される3つの関節も4つの手指すべてに共通している．そして，4つの骨の形状もほぼ4つの手指すべてに共通している．当然，それら関節運動も同じであるといえる．したがって，代表として示指について説明することで，大方ほかの手指も理解できると考える．ただし，詳細については異なる部分もあり，留意すべき重要な点については，それぞれの部分で，必要に応じて説明を付け加えたい．

繰り返すが，手指を構成する骨は，中手骨，基節骨，中節骨，末節骨の4つの骨である．中手骨と基節骨は MCP 関節を構成し，基節骨と中節骨は近位指節間関節 proximal interphalangeal joint（以下，PIP 関節）を構成し，中節骨と末節骨は遠位指節間関節 distal interphalangeal joint（以下，DIP 関節）を構成する．

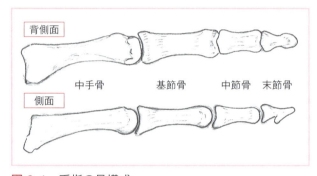

図 6-1 手指の骨構成

このように，手指は3つの関節から構成される．これらの3つの関節について，順次説明していく．

6.1.1 遠位指節間関節：その構造と動き

❶ DIP 関節の骨構成

遠位指節間関節（DIP 関節）は，手指の関節で最も遠位に位置し，単独で動くのはむずかしいが，指尖・指腹部の位置調節（作用方向）を微妙に行うことができる関節である（図 6-2）．Dubousset は，DIP 関節は PIP 関節と同じ滑車関節であると述べている（Dubousset, 1981）．しかし，中節骨遠位頭と末節骨基底部によって構成される DIP 関節は，構造学的にも，運動学的にも，その機能を考えると蝶番関節であ

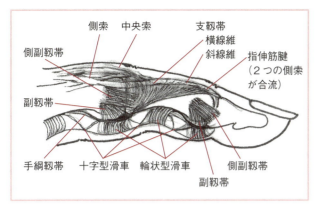

図 6-2　遠位・近位指節間関節と側副靱帯

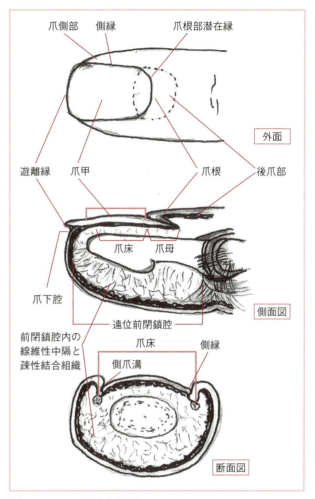

図 6-3　DIP 関節と指腹

る（Williams & Warwick eds, 1980；Beredjiklian et al, 2004）．すなわち基本的に一つの運動面（矢状面）上の屈曲・伸展運動のみが可能である．ただし，手指の DIP 関節ではわずかではあるが関節の生理的動揺性をもつため，日常生活における把握動作では，目的物に対する指尖・指腹の作用方向を PIP 関節とともに自然に微妙に調整している．このとき指腹の高度な表在性の知覚機能（図 4-3，63 頁）を利用したフィードバック情報の助けを借りながら，把握動作を影で支えている．その結果，手の精密動作などにおいて重要な役割を果たすことができる（図 6-3）（Yu et al, 2004；茨木他編，2004；相磯訳，2013）．

　把握動作において DIP 関節の生理的動揺性は，目的物の形状に対して，手指の接触面が密着するように微妙に側屈・回旋現象が起こることを許しているといえる．また，指腹自体もその構造をみると理解できるようにやや厚い構造であり，クッション的な役割をもっており，また，目的物の表面の凸凹に合わせてフィットさせることができる．これは，指腹のもつ粘弾性によって自然に調節されている．対象物との接触時，唇に次いで高度に発達した手指（示指・中指の指腹）の知覚機能の働きにより，目的物の材質の硬さ・滑り具合など，さまざまな知覚情報がフィードバックされ，これらの情報をもとに，指圧を変化させ，常に必要に応じたソフトなタッチを保ちながら，巧緻性を高度に維持し，手の作業（動作）を円滑に行えるようにしている．

　以上のようにみると，DIP 関節は屈曲・伸展運動が中心で，側方への運動域は非常に狭いが，指尖では微妙にその運動域を調節することで，われわれの手作業に必要とされるさまざまな機能的役割を果たすことを可能としているといえる．これは，PIP 関節や MCP 関節とも機能的な重なりをもっており，それにより目的物をより正確，かつ安全に保持できる優れた機能を備えているといえよう．

　一方，作業によっては手指の指腹がもつクッション的な役割が，かえって把握の邪魔をしてしまう場合もある．それは，目的物を確実に手掌内に固定する必要がある作業などで生じる問題である．例えばペンチの使用といった作業である．だからこそ，手の機能を補うためにさまざまな道具が生まれてきたともいえる．同時に手はその道具を操作するさまざまな機能も発展させてきた．ただ，道具の操作は自然界に存在した"棒きれ"や"石"などの使用経験から発展してきたことも忘れてはならない．操作する手の機能はそれぞれの目的によって幅広く発展したといえる．

　次に，DIP 関節を支える靱帯構造について説明を

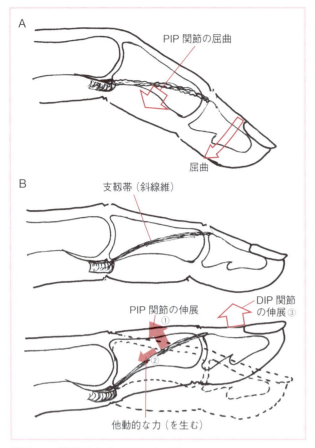

図 6-4 他動的な力：passive force
A：支靱帯のうち斜線維は，PIP 関節の屈曲によりゆるみ，DIP 関節の屈曲を可能にする．
B：支靱帯の短縮は，PIP 関節伸展位でも DIP 関節が他動的に屈曲 60～70°は可能である．ただ PIP 関節を伸展位①に保つと，支靱帯の牽引力②は DIP 関節を伸展③させる．また，この支靱帯は両側それぞれに伸長が可能である．

加える．

❷ DIP 関節の靱帯構造

DIP 関節の靱帯構造は DIP 関節を構成する末節骨と中節骨のつながりの理解に重要である．末節骨と中節骨は2つの骨をつなぐ靱帯の走行形態の特徴から互いに三次元的なつながりをもつ．

■ 側副靱帯・副靱帯

側副靱帯は橈側と尺側の両側に存在し，厚い．この側副靱帯は，中節骨と末節骨をつなぐ．中間位で DIP 関節をみると，中節骨頭のやや背側から末節骨に向かって少し掌側に走行し，末節骨の掌側顆部に付着する．DIP 関節の側副靱帯の緊張度は，関節運動によって変化しないため，屈曲位ではこの関節の安定性を強化している一つの要素となっている．また，この側副靱帯の遠位下方（掌側板）に向かって扇型に広がっている副靱帯がある．この副靱帯は，DIP 関節の伸展位において関節の側方への動きを制御し，その安定性に寄与している（図 6-2）（Kaplan, 1965）．

■ 側索

DIP 関節の背側部は，指伸筋腱の2つの側索が合流し，一つの腱となって末節骨背側基底部に付着する．この腱は関節包とともに，DIP 関節の背側部を保護している．反対の掌側部には掌側板があり，掌側板上の輪状型靱帯性腱鞘（滑車）をくぐるように深指屈筋腱が走行し，末節骨掌側基底部に付着する．このように，DIP 関節は筋腱・靱帯により四方から強固に保護されていることが理解できる．

■ 支靱帯

支靱帯（斜線維）は PIP 関節の掌側から起始し DIP 関節の背側に停止し，この走行形態は Ebskov がいう他動的な力 passive force を生み，DIP 関節と PIP 関節の連動した関節運動の陰の力となって作用している（図 6-4）．それには，この斜めに走行する支靱帯（斜線維）の起始と停止の位置が関係している．

以上のように靱帯により中節骨と末節骨は強固につながり，DIP 関節を構成し，保護されている．ここでは支靱帯のように関節のみで動くのではなく PIP 関節と連動して関節運動に影響を与えているものもあることに留意しておく．

次に，DIP 関節に作用する筋について説明する．

❸ DIP 関節に作用する筋

すでに説明してきたように，DIP 関節は運動学的には蝶番関節であり，矢状面上の屈曲・伸展運動のみが可能である．このうち屈曲は，深指屈筋が作用している（図 6-5）．また，伸展は末節骨背側基底部に付着している指伸筋（2つの側索が合流したもの）が働いていることは理解できる．ただ，指伸筋の収縮のみによって末節骨が牽引されて DIP 関節の伸展運動が起こるのではなく，他の助けがあること，すなわちこの関節の手前で2つの側索に合流し，側索を牽引する筋の助けがあることを理解していなければならない．そして，この力が非常に重要であることも知っておくべきである．さて，この側索を牽引する力の一つが橈側は虫様筋であり，尺側は骨間筋である（図 2-5，20

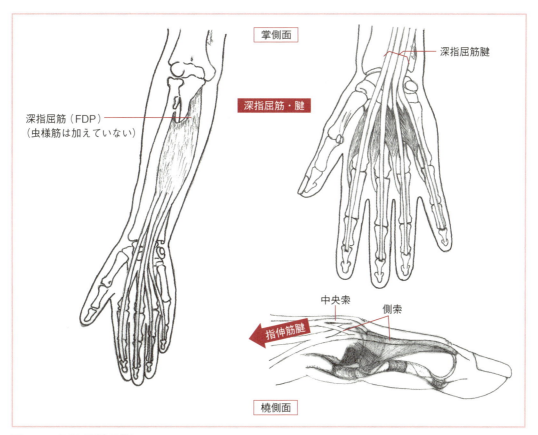

図 6-5　DIP 関節の筋

頁参照).この両側の側索を牽引する力と指伸筋の側索に対する牽引力の補助的な作用の合成力によって,最終的にDIP関節は伸展すると思われる.特に,手指をより伸展させようとする随意的な努力による伸展では,PIP関節やDIP関節における指伸筋による側索の一時的な牽引が,次に続く虫様筋・骨間筋に作用し,これらの筋が効率よくDIP関節の伸展運動を生むことにつながる.このように,両側から側索に合流して作用する虫様筋や骨間筋の働きは重要である.

しかしながら,これらの伸展力だけでは深指屈筋との十分な力の均衡は保てないようである.すなわち,完全なる伸展力は得られない.そこで,数学者であり解剖学者でもあったオランダのLandsmeerは別の動力があると推定していろいろ調べた結果,DIP関節の伸展力を補う支靱帯の存在を突き止めたといわれる(実際は彼より先にこの靱帯の存在を報告した研究者がいる[注]).

これが先ほど述べた支靱帯の他動的な力である.支靱帯は,PIP関節の掌側部からDIP関節が背側部へ走行し,末節骨背側基底部に付着する.これは,PIP関節では関節運動軸の掌側にあり,DIP関節では関節運動軸の背側にあることを物語っている.そのため,PIP関節の肢位により,この支靱帯によってDIP関節に加わる他動的な伸展力が変化する可能性があることを示している.すなわち,PIP関節が伸展位であれば絶対長が変化しない支靱帯は,その張力によりDIP

注：Landsmeerは,オランダの医師で,数学者であり解剖学者でもあった.彼は,手の関節の力の均衡を調べているうちにどうしても,DIP関節では屈曲力と伸展力に数学的には均整がとれないことに気がついた.そこでDIP関節にはなんらかの伸展力が加わらなければならないと結論づけた.このように,DIP関節における第三の力(伸展力)の存在を信じ,解剖を試みたが発見できなかった.そこで,友人の整形外科医の手術現場で観察し,初めて"第三の力：支靱帯"の存在を発見するに至ったといわれている.ただ,Harrisらによれば,1742年にWeitbrechtによって紹介されていたという.
（Harris C Jr, et al（1972）. The functional anatomy of the extensor mechanism of the finger. J Bone Joint Surg Am 54：713-726）

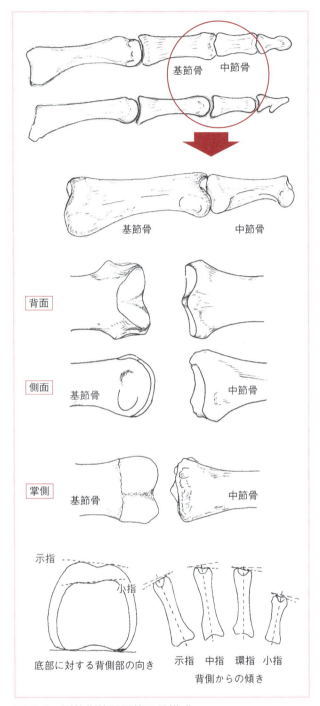

図 6-6　近位指節間関節の骨構成

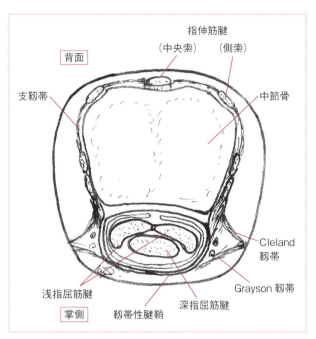

図 6-7　PIP 関節レベルの横断面

6.1.2　近位指節間関節：その構造と動き

　近位指節間関節（PIP 関節）は，基節骨頭と中節骨基底部で構成される（図 6-6，6-7）．基節骨頭は中央に浅いくぼみをもつ一方，中節骨の関節面は中央部に掌背方向に低い隆起をもつ（Williams & Warwick eds, 1980；Yu et al, 2004）．このような点からも，PIP 関節は滑車関節であるが（Dubousset, 1981），一般には機能的な面から DIP 関節と同様に蝶番関節といわれている（Williams & Warwick eds, 1980；Brand, 1985；Beredjiklian et al, 2004；Leibovic, 1994）．しかしながら，その機能を注意深く観察すると，屈曲・伸展運動といった直線的な動きをしているわけではないことに気がつく．そこで，詳しく，かつ正確にこの PIP 関節の動き・運動を観察すると，PIP 関節は多少回旋していること（螺旋関節のようにみえる），また，PIP 関節を構成する基節骨頭をみてみると，左右の盛り上がりの大きさに違いがあることに気づかされる．こうした点からも PIP 関節が螺旋関節としての特徴をもっているといえる（Dubousset, 1981；Minamikawa et al, 1993；Kuczynski, 1975）．

　まとめると，PIP 関節は基本的には屈曲・伸展運動の自由度 1 の運動をもつ蝶番関節であるが，屈曲とともに回旋現象を伴うため，臨床において機能の再構築

関節での他動的な伸展力を生むことになる．一方，PIP 関節が屈曲位であると，支靱帯は緩み，DIP 関節は他動的な伸展力を失い，DIP 関節は屈曲が容易になる．このように，支靱帯は PIP 関節によって動的に他動的伸展力を変化させる（Wynn, 1977；上羽, 2016）．

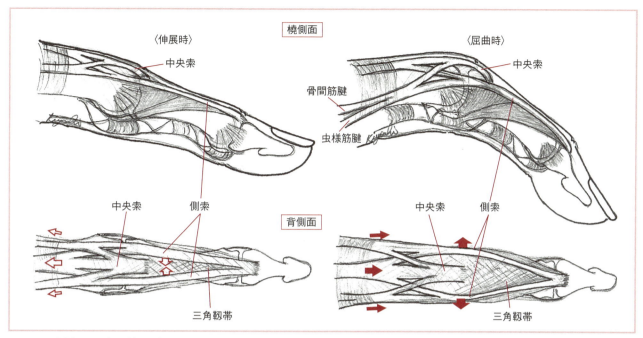

図 6-8　側索の三次元的な腱滑動
右：PIP 関節の屈曲により，側索は遠位に牽引され，腱滑動が起こる．このとき同時に 2 つの側索は両外側に引かれ，離れる．
左：PIP 関節伸展時，側索は虫様筋・骨間筋によって牽引され，近位に腱を滑動させ，かつ 2 つの側索は内側に向かって寄り添うように近づく．

を目指すなかでは螺旋関節と捉えるべきであろう．

次に，PIP 関節の靱帯について，DIP 関節同様に三次元的に捉える．

❶ PIP 関節の靱帯構成

PIP 関節は非常に入り組んだ構造をもっている．DIP・MCP 関節と同様に両側（橈尺側）に側副靱帯を有するが，加えて，背側に指伸筋腱の 3 つの腱（中央索・2 つの側索）が走行し，掌側は掌側板の上を 2 つの屈筋腱（浅指屈筋腱・深指屈筋腱）が走行する（**図 6-2**）．これらの靱帯の一つひとつについて説明していく．

■ 側副靱帯

PIP 関節の側副靱帯は，DIP・MCP 関節のものと同様に，側方への運動を極度に制限し，この関節での運動を屈曲・伸展方向に決定づけている．機能解剖学的な立場からみると，PIP 関節の側副靱帯は運動域全般において緊張は変わらないといわれている．しかし，Eaton が側副靱帯損傷時は PIP 関節の固定肢位を 20°前後の屈曲位とすると述べているように，この運動域前後で最も緊張度が高くなっているようである（Eaton, 1971）．また，Kuczynski や Sprague は，屈曲 15°で最も緊張度が高まるといっている（Kuczynski, 1968；Sprague, 1975；Sprague, 1976；Kiefhaber, 1986）．

臨床で，PIP 関節の屈曲拘縮の治療を行うなかで，この 15～20°の屈曲位を超え，完全伸展位にもっていくのに難渋することがあることからも，筆者らは Eaton らの意見を支持したい．ただ，この側副靱帯にわずかではあるが存在するゆるみは，この関節の回旋現象を助けている．また，この側副靱帯の掌側部を掌側板に向けて副靱帯が走行し，掌側板に付着している．この副靱帯は，PIP 関節の屈曲時は緩むが，伸展とともに伸長され，側方への動きの制御に補助的に働くとともに，PIP 関節での過伸展を防止している．これは，PIP 関節の背側脱臼後の患者が，この部分の圧痛を訴えることからもうかがえる．

■ 中央索・側索

PIP 関節の背側部は，指伸筋腱が分かれた中央索と 2 つの側索の 3 つの腱が走行している．

このうち中央索は，関節包に合流しながら中節骨背側基底部に付着して，背側中央部を支持・保護している．一方 2 つの側索は，PIP 関節の背側の両側を走行し，DIP 関節のところで述べたように再び合流して

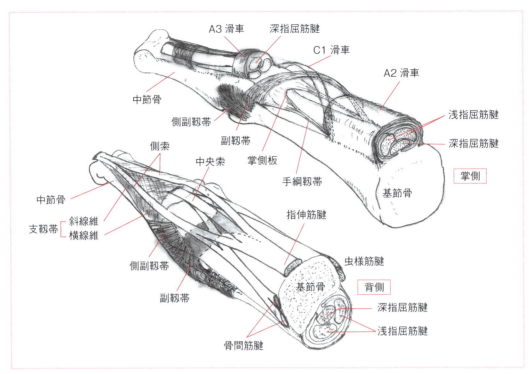

図 6-9　PIP 関節の掌側板

末節骨背側基底部に付く．
　この 2 つの側索は薄い三角靱帯で支えられているが，関節運動とともに，三次元的に腱滑動（図 6-8）を起こし，屈曲運動域を支えている．
　そこで，2 つの側索の屈曲・伸展での三次元的な腱滑動について簡単に説明しておく．
　PIP 関節が屈曲すると，2 つの側索は遠位に牽引され滑動する．このとき，同時に側索は両外側に広がるように三次元的な滑動をする．また，PIP 関節の伸展では，掌側から深横中手靱帯を潜り抜けて走行してくる虫様筋や中手骨間からくる骨間筋が合流して入り，その牽引力（伸展力）により腱は近位に引かれる．同時に 2 つの側索は寄り添うように近づき，PIP 関節は伸展する．したがって，経過した屈曲拘縮の症例や損傷後なんらかの原因でこれらの腱の三次元的な滑動を失った症例では，屈曲拘縮などの著しい運動障害を起こす．
　次に，PIP 関節の掌側部について話を進める．

■ 掌側板と 2 つの屈筋腱

　PIP 関節の掌側部は，二重構造になっているといえる．それは中節骨頭と基節骨掌側基底部は掌側板でつながっているが，その掌側部，すなわち浅層（皮膚側）のトンネル状の輪状型靱帯性腱鞘（A3 滑車）の中を 2 つの屈筋腱（深指屈筋腱，浅指屈筋腱）が走行し，間接的に PIP 関節を保護しているからである．
　この A3 滑車の近位部には十字型の滑車（C1 滑車）がある．そして近位部で A2 滑車の起始部に合流している．
　さて，ここで掌側板に戻って話を進める．

■ 掌側板

　PIP 関節の掌側板は，すでに述べたように掌側部（皮膚側）に 2 種類の靱帯性腱鞘をもち，PIP 関節の一部を構成している（図 6-9）．この掌側板は，掌側から PIP 関節を支持・保護し，関節運動を制御している．関節の保護は，掌側板の線維軟骨部が中心で，その掌側（浅層）に A3 滑車を備える．そして，A3 滑車の中を 2 つの屈筋腱（浅指屈筋腱・深指屈筋腱）が走行する．また，PIP 関節の近位両側には長く紐のような手綱靱帯があり，十字型滑車（C1 関節）と A2 滑車の起始部に合流している．そのため，PIP 関節の屈曲時に手綱靱帯はジャバラのように縮まる．
　PIP 関節の掌側板は，MCP 関節のものとは異なり，線維軟骨部より近位は，両側に手綱靱帯をもち，手綱靱帯の内側部は血管を通している．したがって，ここ

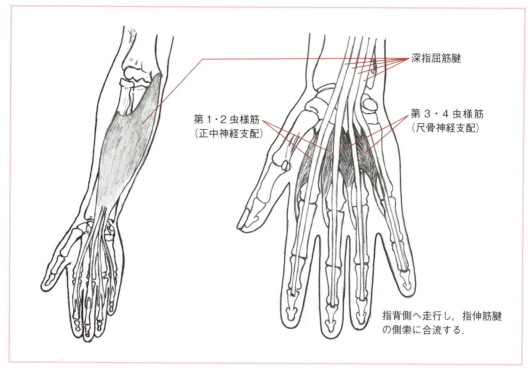

図 6-10　PIP 関節の動作筋

での損傷は瘢痕を形成しやすく，手綱靱帯の短縮あるいは癒着により簡単に屈曲拘縮を引き起こす（Eaton, 1971）．また，すでに紹介したように，PIP 関節の掌側部で 2 つの屈筋腱が走行するが，ここで浅指屈筋腱は両側に分かれ，深指屈筋と入れ替わり，掌側に向かい中節骨に付着している．そのため，深指屈筋腱は浅層に現れ，中節骨の腱床を靱帯性腱鞘によって浮き上がり現象を防止されながら，末節骨まで走行している（図 6-9）．

次に，PIP 関節の運動を起こす筋について説明を加える．

❷ PIP 関節の筋（図 6-10）

■ 屈曲時

PIP 関節の屈曲方向への運動では浅指屈筋が作用する．当然，パワーグリップなどでは深指屈筋は DIP 関節のみならず，PIP 関節にも作用する．また，浅指屈筋（腱）が欠損していると深指屈筋が作用し，代償することができる．そのため，腱損傷後の外科手術では，浅指屈筋腱は縫合せずに除去することもある．

■ 伸展時

PIP 関節の伸展は，虫様筋が掌側から橈側を指背側へ走行し，側索に合流して牽引することで起こる．この虫様筋は，掌側部の深指屈筋腱から始まり，この腱の橈側を走行しながら深横中手靱帯をくぐり，基節骨の橈側を遠位背側に向けて走行し，指伸筋腱の側索に付着する（図 2-5，20 頁参照）．このように，虫様筋は腱から始まり，腱に終わる特殊な筋である．したがって，指伸筋腱の作用，すなわち指伸筋腱の MCP 関節への伸展力は，そのまま虫様筋の作用を PIP 関節，DIP 関節に向けることになる．また，深指屈筋腱の筋緊張の変化によっても，虫様筋は自身の作用に影響を及ぼす．

この現象は，脳血管障害後の手指の運動の回復でみられる．それは，回復時のまだ深指屈筋の筋緊張が亢進しているとき，手指の努力伸展を行おうとしても，結果的に深指屈筋の筋緊張を高め，深指屈筋腱（虫様筋を含め）が牽引されることで，MCP 関節がわずかであるが屈曲しながら PIP 関節はすこし伸展することがある．これを，手指の伸展運動の回復と誤解することがあるので注意が必要である．このとき，MCP 関節の動きが入らないか，MCP 関節も伸展運動をみせたときにはじめて，手指の伸展（指伸筋）がみられれば，回復と判断する（116 頁，「③ これは指伸筋の

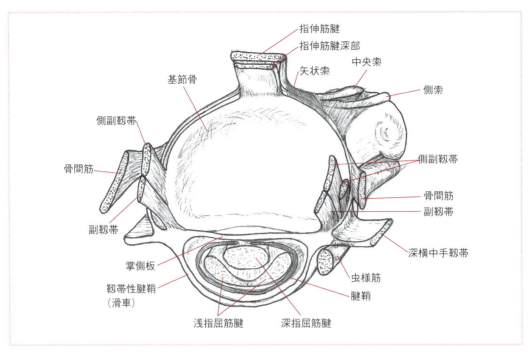

図 6-11　MCP 関節を横切る組織

回復？」参照).

さて最後に，MCP 関節について説明する．

6.1.3 中手指節関節（MCP 関節）：その構造と動き

❶ MCP 関節の構造（図 6-11）

MCP 関節は，中手骨骨頭と基節骨基底部によって構成され，形態的に回旋が起こる顆状関節であるという立場（嶋田他監訳，2012；Tubiana et al, 2009；Stirrat, 1996）と，回旋は入らず楕円関節であるという見方がある（Yu et al, 2004）．ただ，手指はそれぞれ少しずつ中手骨骨頭とその関節面が異なり，手指によっては屈曲・伸展，側方への運動に回旋現象を伴うこともある．これは，筋活動によって起こるのではなく，靱帯の構成上起こる現象である．しかしながら，随意的な分廻し運動が可能であることより，本書では顆状関節とする（Hakstian & Tubiana, 1967；Krishnan et al, 1997；Landsmeer, 1976）．

さて，MCP 関節を構成する中手骨骨頭は縦（矢状面）に広く，横（前額面）に狭いという特徴的な関節頭をもっている．また，この関節面はやや橈側に流れるように斜めな面になっている（図 6-12）（Kuczyns-ki, 1971；Kataoka, et al, 2011；Hakstian & Tubiana, 1967；Wise, 1975）．一方，この骨頭に被さるようにして基節骨近位関節面があるが，この関節面は中手骨骨頭とは反対に横に広く，縦に狭いくぼみをもっている．

これによって，よりスムースなにぎり運動が可能となっているともいえる．

❷ MCP 関節の靱帯構成

MCP 関節を支持する靱帯・そのほかの組織を三次元的にみていく．はじめに側副靱帯について説明する．

■ 側副靱帯

MCP 関節の側副靱帯も，PIP 関節・DIP 関節と同様に両側にあるが，違う点は，側副靱帯の形態（走行）が，橈側と尺側では異なっていることである（Hakstian & Tubiana, 1967；Linscheid, 2002）．この特徴的な形態（構造）は，MCP 関節の運動にも影響を及ぼしている．

MCP 関節の尺側の側副靱帯は，中手骨の結節とその遠位の骨頭の小窩からやや遠位上方に走行し，基節骨側部に付着する．一方，橈側の側副靱帯は，中手骨の結節とその遠位の骨頭の小窩から斜め掌側に向かって基節骨顆部に付着する．この 2 つの側副靱帯の走行の違いと起始部と付着部の関節運動による距離（回転半径）の変化が，この MCP 関節の運動に大きな影響

6.1 手指の骨構成と関節

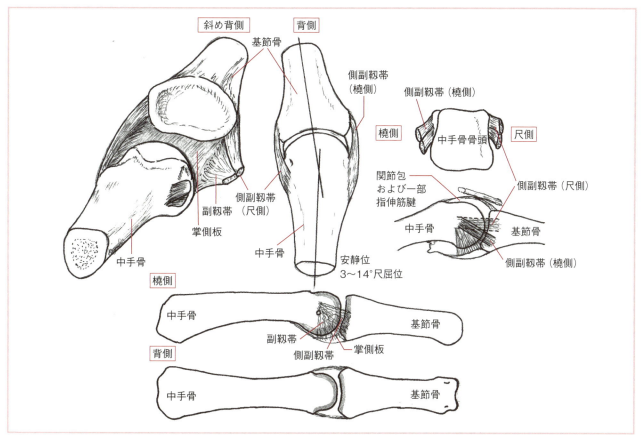

図 6-12 MCP 関節と靱帯
橈側側副靱帯は斜めに走行している．伸展位では側副靱帯は緩む．

を与える（Dubousset, 1981；Sprague, 1975）．

まず2つの側副靱帯の走行の違いによる影響をみてみよう．これによる影響とは，MCP関節の側方への運動（外転・内転運動）に違いが生じることである．特に示指を例に挙げると示指の尺側方向（内転）への運動時，基節骨を回外させる．これを確認するには，示指を屈曲・伸展の中間位に保ち，その肢位で，水平の側方への運動（外転・内転運動）を行うとよい．橈側への側屈（外転）では，運動域は少ないが，示指の爪の方向は上を向いたままである．一方，尺側方向への運動（内転運動）をみると，示指の爪は徐々に回外する．同時に運動域も大きいのに気がつくだろう（図6-13）．

次に，側副靱帯の起始部から付着部の関節運動による距離（回転半径）の変化が与える影響とは，示指が屈曲するにつれ，回転半径が大きくなりMCP関節の側副靱帯の緊張度を高めることである（図6-12）．これにより，中間位では可能な分廻し運動が，屈曲とともに徐々に制限され，屈曲約70°で最大になるとい

われている（山﨑他監訳，2012；Dubousset, 1981；James, 1962；Craig, 1992）．この関節運動とともに側副靱帯の緊張が高まることは，見方をかえると，手掌での小さなゴルフボールなどを握ったときの安定性を強化する機能であるといえよう．

このように，多自由度のMCP関節の橈側・尺側部は，側副靱帯という静的な要因（要素）によって支えられ，その側副靱帯の外側部を内在筋（虫様筋，骨間筋）の腱が走行することで，さらに支持性が強化されているといえる．ただ，手指によって，また橈・尺側それぞれで骨間筋は多少進入角度が異なり，手指の屈曲とともにその進入角度も作用も変化する．

次にMCP関節の背側部の説明をする．

■ MCP関節背側部

MCP関節の背側は，指伸筋腱が走行する．この腱は一部を関節包に合流させながら，基節骨背側基底部に付着している．指伸筋腱に加えて示指では示指伸筋腱，小指では小指伸筋腱が走行する（図6-14）．ここで，興味深いのは，掌側では靱帯性腱鞘によって，

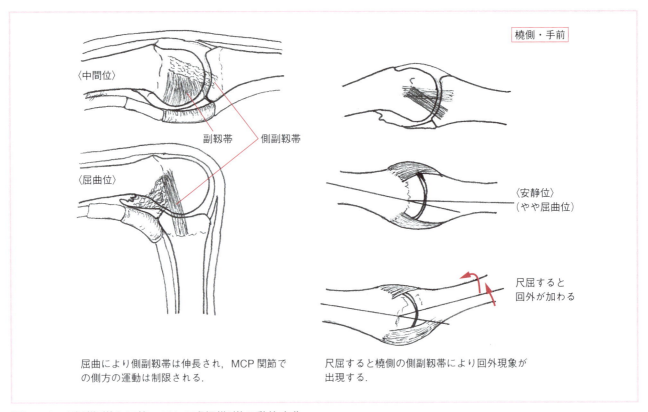

図 6-13　側副靱帯と回旋，そして側副靱帯の動的変化

屈筋腱の浮き上がり現象が抑えられているが，MCP関節ではそのような構造はないにもかかわらず，伸筋腱は浮き上がらない．その理由は，MCP関節レベルでは矢状索が，そしてやや遠位では骨間腱帽が伸筋腱を基節骨に押さえつけるように覆いながら，両側の掌側に広がり，掌側板の両側に付着しているからである．このようにして，矢状索と骨間腱帽は伸筋腱に対して滑車的な役割を果たしている．

このようにみると，伸筋腱は矢状索・骨間腱帽の力を借りながら関節包を助け，MCP関節を背側から支持・保護しているといえよう．

次に，この関節の掌側部を説明する．

■ MCP関節掌側部

MCP関節の掌側部は，PIP関節やDIP関節と同様に掌側板が関節包の役割をする．そして，PIP関節のように靱帯性腱鞘（A1滑車）をもつ．このA1滑車のトンネル状の中を深指屈筋が浅指屈筋腱に覆われるように走行する（図6-11）．このような構造は，見方をかえると，内側では掌側板が静的に，その外側では2つの屈筋腱が動的に，MCP関節の支持性を強化しているという二重構造ともいえる．

MCP関節の掌側板は，遠位部の基節骨掌側基底部に付着する部分は線維軟骨部であり，その近位部はPIP関節のように2つに分かれることなく，一枚の線維性の膜となっており，この線維性の掌側板の部分はMCP関節での屈曲運動とともに線維軟骨部の下に入り込むといわれている．また，ジャバラのように折りたたまれるように縮む様式を示す研究者もいる．

臨床では，この掌側板の外側部（上）に存在するA1滑車で問題を起こす人が多い．特に，中指・環指では弾発指が起こりやすいようである．弾発指とは，腱の一部が肥厚し，A1滑車のトンネル状の部分を通りにくくなった状態で，この部分で屈筋腱の滑動が妨げられて手指の屈曲ができなくなることや，屈曲すると再びこの部分での屈筋腱の滑動がむずかしくなり，伸展ができなくなる状態を起こすものである．

このように，MCP関節は橈側・尺側・背側・掌側と4方向を靱帯や掌側板といった静的要素のみではなく，筋腱によって動的にも安定性が強化されているのが特徴である．

次に，MCP関節での運動とそれに作用する筋について説明を加える．

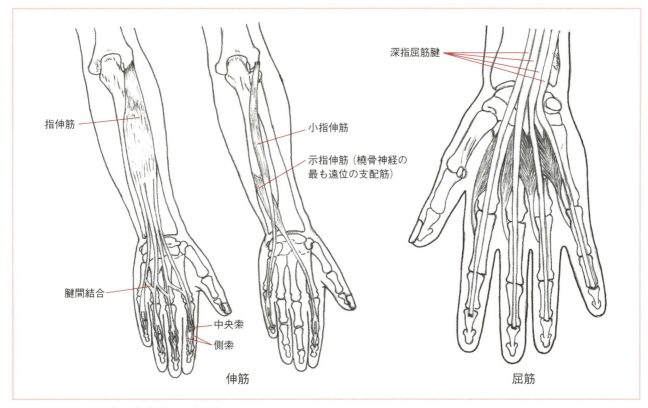

図 6-14　MCP 関節の伸筋群と屈筋群

❸ MCP 関節の運動と筋（図 6-14）

　球関節に近い顆状関節である MCP 関節は，側副靭帯による関節運動の制御がなければ，あらゆる方向への関節運動が可能である．しかし，この関節では両側に側副靭帯という強固な靭帯をもつ．そのため，可能な運動は主に屈曲・伸展である．ただ，強固な靭帯ではあるが，関節肢位によって一定のゆるみ（緊張度）をもつ．実際，屈曲とともに側副靭帯の緊張度は高まるが，屈曲・伸展中間位では，緊張度は低く，側方（内転・外転）への運動を許す．また，この側方への運動と屈曲・伸展運動を合成した運動，すなわち分廻し運動を行うことができる．しかし，この分廻し運動は側副靭帯の緊張度が高まる屈曲運動とともに，その運動域は制限され，小さくなることも事実である．

　さらに，手を用いた動作，例えば野球のボールを握るなどのときには，必然的に長軸上での回旋現象を伴うような構造になっているといえる．

　以上のように，MCP 関節は日常の生活の中で，手の動作（作業）では三次元的な動きをしている．そこで，次に MCP 関節での基本的な運動とそこで作用する筋について具体的に説明を加える．

■ 屈曲運動

　MCP 関節の屈曲運動をみるうえで，注意してほしいことは，評価や実験では MCP 関節のみを単独で屈曲させることができるが，Long らが報告で明らかにしているように，こうした MCP 関節単独の動きは，虫様筋の作用によるものということである（Long et al, 1964；1968）．しかしながら，日常生活の中では MCP 関節のみを屈曲させる動作は少なく，PIP 関節や DIP 関節の運動とともに手指の総合的な運動として屈曲運動が起こることが多い．

　一般に，手指 fingers の軽い屈曲・伸展運動，すなわち手を軽く開いたり閉じたりするとき，内在筋（虫様筋・骨間筋）は，その生理的な張力によってそれらの運動に関与するが，主な動作筋は深指屈筋と指伸筋だといわれている．したがって，日常動作において手指を屈曲させるのは深指屈筋が中心である．また，浅指屈筋は手関節の肢位によって活動の変化があるともいわれている．

　こうしたことは，次のような簡単な試みを通して理解することができる．軽く手を閉じたり，開いたりを

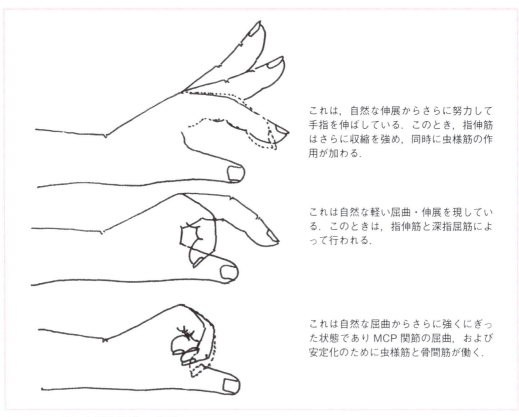

図 6-15 手の自然な屈曲・伸展

（上）これは，自然な伸展からさらに努力して手指を伸ばしている．このとき，指伸筋はさらに収縮を強め，同時に虫様筋の作用が加わる．

（中）これは自然な軽い屈曲・伸展を現している．このときは，指伸筋と深指屈筋によって行われる．

（下）これは自然な屈曲からさらに強くにぎった状態でありMCP関節の屈曲，および安定化のために虫様筋と骨間筋が働く．

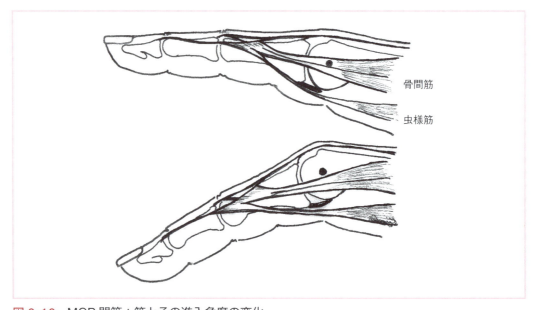

図 6-16 MCP関節；筋とその進入角度の変化
内在筋（虫様筋・骨間筋）のMCP関節の進入角度は屈曲とともに変化し，作用も変化する．

繰り返してみよう．これを行っても前腕から手にかけての疲労感はないだろう．しかし，手指・母指を完全にひらくようにして，手の開閉を繰り返すと，すぐに手がくたびれてくるのを経験する．このように，意識的に手を完全に開こうとすると内在筋が関与してくることが理解できる．また，ハンマーにぎりなど目的物を強く手で持つ動作では，必然的にMCP関節は強い屈曲力と，安定性が要求される．その結果，虫様筋や骨間筋の作用が必要となる（図6-15）．ここで，もう一つ重要なことが起こっているのではないかと考え

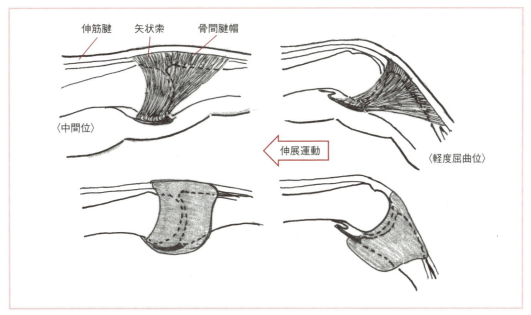

図 6-17　手指の MCP 関節の伸展様式
指伸筋腱の一部は基節骨に付着する．矢状索と骨間腱帽が一体化して，指伸筋腱を覆って安定化させながらこれを牽引する様式で MCP 関節を伸展させる．

る．それは，Eyler らが示している内在筋の MCP 関節での進入角度の変化であり（図 6-16），屈曲とともに MCP 関節での側方への動揺性の制御にも関わっていると考えられる．これが，本来の手指の屈曲運動と筋の関係と考える（Eyler et al, 1954）．

■ 伸展運動

　MCP 関節での伸展動作筋は，指伸筋であり，示指と小指ではそれぞれ，示指伸筋，小指伸筋が補助する．指伸筋腱は MCP 関節レベルで矢状索や骨間腱帽によって，掌側の靱帯性腱鞘（滑車）のように腱の浮き上がり現象を防止されながら基節骨背側基底部に存在し（図 6-17），常に手指の伸展運動に関与している．したがって，脳血管障害などで指伸筋の働きを失うと，手指の伸展運動は著しく制限を受ける．

　次に，MCP 関節の外転・内転運動（図 6-18）について話を進める．

■ 外転運動

　手指の外転は手指により名称が異なり，かつそれぞれ働く筋が異なるので，注意が必要である．示指の外転は第 1 背側骨間筋が作用する．中指については橈側外転と尺側外転があり，橈側外転は第 2 背側骨間筋が，尺側外転は第 3 背側骨間筋が作用する．環指の外転は第 4 背側骨間筋である（図 6-19）．小指の外転につ

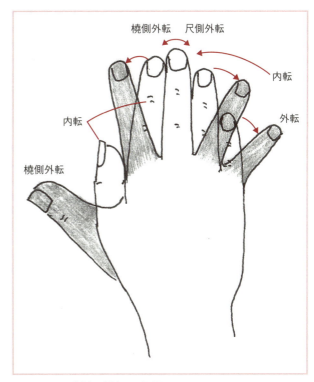

図 6-18　手指の外転・内転
Hakstian によれば，手指は安静位でやや尺屈位にある．示指は 14°，中指は 13°，環指は 4°，小指は 8° と報告されている．

いては，小指外転筋が作用する．

　ただ，これら別々の筋を支配するのは共通して尺骨神経である．

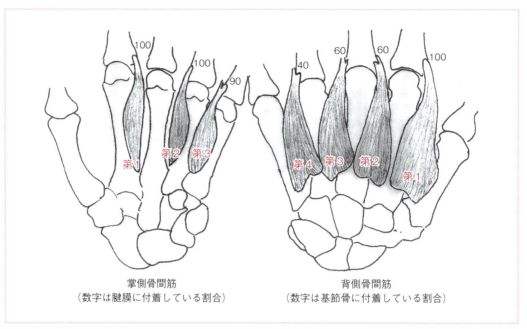

図6-19 背側・掌側骨間筋

■内転運動

手指の内転運動に作用する筋も手指により異なる．示指は，第1掌側骨間筋が作用する．中指はなく，環指は第2掌側骨間筋が作用する．さらに，小指は第3掌側骨間筋が作用する（図6-19）．

以上，MCP関節での基本的な運動とそこで作用する筋を紹介した．次に，手指の総合的な運動について考えてみたい．

6.1.4 手指の総合運動：全伸展から全屈曲

ここでは，手指の総合運動，すなわち3つの関節（DIP・PIP・MCP関節）すべてを作用させる動作として手を軽く握る動作について簡単に説明を加える．また，握ったその手を軽く開くときには手指の3関節がどのように運動しているかを観察し，考えてみたい．さらに，強く握ったり，開く場合，軽く握るときと比べて，どのように変化するかを考察する．

❶手指の屈曲運動

はじめに，手のひらを軽く開いた状態から軽く手を握るときの手指の屈曲運動の様式を考えてみよう．

Ebskovから教わったBarnettの犬のMCP関節を使用しての関節の動きやすさの研究について紹介する．

それは，MCP関節の長軸（垂直）方向に1 kgの負荷をかけ，この状態で側方への力がどのくらい加わればこの関節は動くか（角運動するか）について調べたものである．

その結果は，たった7 gの側方への力で，MCP関節は角運動を起こすというものであった．このことからわかったことは，MCP関節面の摩擦（抵抗）は著しく低いものであるということである．この結果は，同じ哺乳動物である人間のMCP関節にも置き換えることは可能である．すなわち，われわれが軽い屈曲運動を行うにあたっては，関節の周辺組織の抵抗感は存在するが，正常な状態であれば，ごくわずかな筋活動のみで十分であるということでもある．

このことは，Hunterの教えにも通じるように感じる．それは，Hunterが手指の屈筋腱の縫合後のセラピィについて，「術後の手指を動かすには"蝶が羽ばたくような力"で十分である」と説明していたことである．

さて，では手指の屈曲運動を注意深く観察してみよう．すると，はじめにPIP関節の運動が目につくのではないだろうか．すなわち，最初にPIP関節での屈曲運動が開始されると思われる．同時ともいえるほど，ごくわずかに遅れてDIP関節の屈曲が始まる．

そして，屈曲運動が進むと，MCP関節を含めた3つの手指の関節のすべてに運動が起こっていることを確認できる．

この運動様式から，手指の全関節をまたぎDIP関節の主動作筋でもある深指屈筋の活動（収縮）が，屈曲運動の開始ではないかと考えられる．当然，DIP関節が屈曲するはずではあるが，実際，手指の屈曲で最初に屈曲するのはPIP関節である．それはなぜか？

深指屈筋腱の牽引力は，DIP関節の屈曲に作用するはずである．ここに支靭帯の存在が関係する．この支靭帯は，すでに説明してきたように，PIP関節掌側部からDIP関節背側部に付き，スプリング様作用 passive force（他動的な力）をもつ．そのため，PIP関節が屈曲しないと，支靭帯にゆるみは加わらず，DIP関節は屈曲しにくくなる．そこで，屈曲時，深指屈筋の屈曲力は，支靭帯の他動的な力を受け，PIP関節の屈曲に作用する．その結果，DIP関節の屈曲を可能にすると考える．また，この深指屈筋の活動（収縮）は深指屈筋の腱を近位に引き寄せるが，この腱滑動は虫様筋を近位に引き寄せる（伸長させる）ことにもなり，あたかも虫様筋の筋活動が起こっているようにみえるが，もし虫様筋が筋活動をするとPIP関節とDIP関節は屈曲しにくくなるはずである．このことから，深指屈筋腱の牽引力は虫様筋の生理的筋緊張を保ちつつ，この生理的筋緊張（他動的な力）が，間接的にMCP関節の屈曲力になっているといえる．

手を軽く握った状態から，さらに力強く握る（屈曲させていく）と，虫様筋をはじめとする内在筋作用も加わる．また，浅指屈筋の作用も加わっていくと思われる．力強く握る場合，内在筋は，MCP関節の安定性を確保するには不可欠なものとなる．

このように，われわれは手を使っていると考える．これらのことを理解しているならば，臨床で手指の屈曲運動の訓練を行う際に，深指屈筋と内在筋の同時収縮を引き起こさないように，注意することが可能となる．

次に，手指の伸展運動についてみてみよう．

❷ 手指の伸展運動

ここでは，手指の指腹が手掌につくような，軽く握った状態からおつりの小銭を受け取るときのように手を軽く開くときの手指の運動様式を考える．

この手指の伸展運動では，指伸筋によって手指を伸展させるわけであるが，相反する神経支配を考えると，手指が伸展しやすいように深指屈筋・浅指屈筋の弛緩作用も同時に起こっていると考える．屈筋の弛緩時は，これら屈筋群の生理的な筋緊張（張力）がそのままPIP関節・DIP関節の伸展現象を生む．このとき，虫様筋の生理的な張力もPIP関節・DIP関節の伸展現象を助けていると考えられる．そして，指伸筋は直接，基節骨背側基底部に一部腱を関節包に合流させながら付着しているが，それだけではなく，矢状索や骨間腱帽が指伸筋腱の浮き上がり現象を防止しながら一体化しているため，伸筋腱が近位に引かれると，基節骨をMCP関節で伸展方向に引き上げることになる（図6-17）．この伸展方向への動きは，深指屈筋の生理的張力の助けもあり，MCP関節レベルで虫様筋を伸長することでもある．その結果，一定の張力をもつ虫様筋が側索を牽引し，指伸筋を助け，PIP関節とDIP関節が伸展すると考えられる．繰り返すが，この2つのIP関節の伸展は虫様筋の筋収縮によるものとはいえず，伸展現象と捉える．

このように，軽い手指の伸展運動は指伸筋の作用による．だだ，虫様筋の生理的な張力があってはじめてスムーズな運動様式が保たれる．

ここで，手指完全伸展にむけてさらに手指の伸展運動を努力すると，MCP関節がごくわずかではあるが屈曲し，PIP関節・DIP関節では伸展する．特にPIP関節では虫様筋の筋収縮が加わり，過伸展が起こることを確認できる．

もし，虫様筋などの内在筋の筋緊張が失われているならば，すなわち，内在筋の麻痺手では，手指の伸展運動にてPIP・DIP関節の伸展運動は起こらず，PIP・DIP関節は深指屈筋と浅指屈筋の張力によって屈曲方向へ引かれ，屈曲位をとることになる（図6-20）．

そしてMCP関節は虫様筋の伸展運動への制御がなくなり，過伸展する．このような手の状況をイントリンシック・マイナス手という．

一方，内在筋の筋緊張が亢進していた場合や短縮傾向にある場合だと，手を広げようとしても，手指は虫様筋によってMCP関節は屈曲位に，PIP・DIP関節

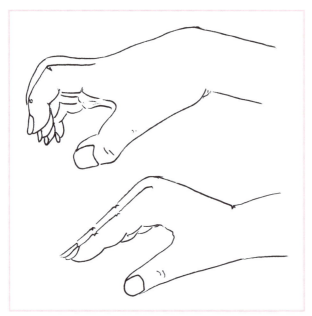

図6-20 イントリンシック・マイナス手（上）とイントリンシック・プラス手（下）

は伸展位をとることになる．これをイントリンシック・プラス手という．

では，最後に，こうした運動様式により臨床の患手でみられる現象について考える．

❸これは指伸筋の回復？（図6-21）

脳血管障害者の手の機能の回復期にみられる現象で，ときに回復徴候と誤解されやすい例を一つ紹介しておく．

回復期の患者で，手指の筋緊張が高まりつつあるときは，それまで，動きのなかった手指の粗大運動（屈曲運動）を試みることは多いと思われる．そのときの手指の屈曲運動の出現は，患者本人のみではなく，周りのすべての人にとって感激であり，感動であろう．ただ，セラピストは喜びとともに屈筋群の筋緊張が高まらないようにも気をつかうだろう．そして，それまでに並行して試みてきた手指の伸展運動の再構築（治療訓練）をさらに強化すると思われる．しかしながら，手指の屈曲運動に比較すると，伸展運動はなかなか回復することはないため，焦ることもあるだろう．

そのような状況の中で，屈筋群の筋緊張の高まりを気にしながらも手指の伸展運動の再構築を積極的に続ける．その結果，わずかではあるがMCP関節の動きをみることがある．そして，PIP・DIP関節も伸展し

ているかのようにみえる．これを手指の伸筋の回復が始まったのではないかと判断することもある．ここにはトリックが隠されているようである．

このトリックは，患者が一生懸命努力して手指の伸展を試みることであらわれる手指の伸展様運動は，伸筋の収縮によるものではなく，深指屈筋の筋緊張の高まりに伴う，この筋の短縮（収縮）によるものかもしれないということである．

患者の努力が，伸筋の筋収縮に結びついているとは限らない．ときに，患者のせいいっぱいの努力が，かえって手指の屈筋群の筋緊張を高め，結果的に深指屈筋が短縮（収縮）を呈していると考えるのが妥当であろう．この深指屈筋の短縮は，深指屈筋腱を近位に引く．それは同時に，深指屈筋を起始とする虫様筋を近位に引き寄せることになる．それは，あたかも虫様筋が収縮しているような現象を生む．それが結果的にMCP関節を動かし，同時にPIP・DIP関節で伸展様の現象（動き）を引き起こすことになる．これが，トリックの正体で，われわれの目には手指の伸展運動としてみえることになる．

これは，本来の伸筋の回復ではなく，相反神経支配的にも屈筋の弛緩はない．まだ，屈筋群の筋緊張が高い段階であり，屈筋腱による虫様筋の引き寄せ現象は残る．実際，伸筋の回復はないが，ごくわずかなMCP関節の屈曲方向への動きをみることもあり，同時にPIP・DIP関節の伸展現象がでることで回復と誤解されやすい．

MCP関節は動かずに，PIP・DIP関節に伸展方向の動きがみられる段階になると，指伸筋の回復初期といえるが，MCP関節の伸展が少しでも出てこないと，指伸筋の回復段階に至ったとは言いきれない．この点も誤解されやすいことなので，注意を要する．MCP関節とともにPIP・DIP関節の伸展方向への動きが確認できれば，指伸筋の回復も確信できると考えている．

このように，脳血管障害患者の手指の屈曲・伸展運動の回復を評価するときは，いかなるときも動きの出現は冷静に観察していかねばならない．

以上のように，手指の運動は複雑である．そのため，まずはセラピスト自身が正確に観察し，正常な動きを理解することが優先されなければならないだろう．

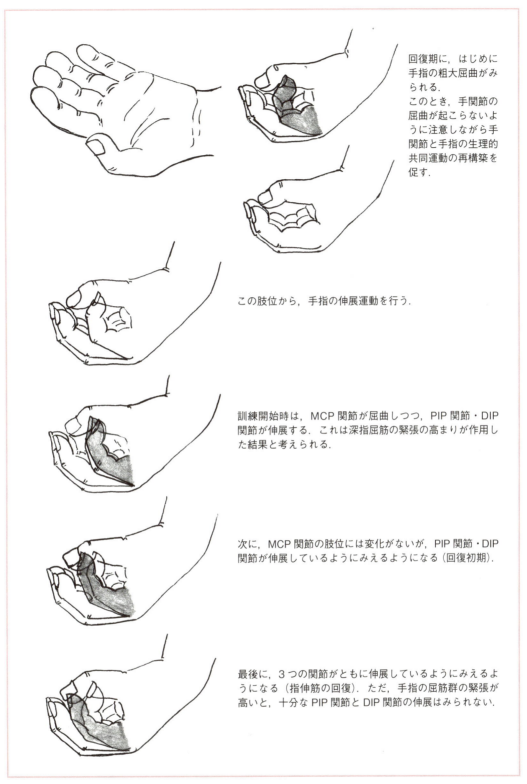

図 6-21　脳血管障害後の伸展運動の回復過程

付録

資料1 関節可動域表示ならびに測定法 ……… 120

資料2 上肢の筋 ……… 125

資料3 橈骨神経が支配する筋 ……… 128

資料4 正中神経が支配する筋 ……… 129

資料5 尺骨神経が支配する筋 ……… 130

資料1 関節可動域表示ならびに測定法 (リハ医学32:207-217, 1995, 一部改変)
(日本整形外科学会, 日本リハビリテーション医学会, 1995)

I. 関節可動域表示ならびに測定法の原則

1. 関節可動域表示ならびに測定法の目的

日本整形外科学会と日本リハビリテーション医学会が制定する関節可動域表示ならびに測定法は整形外科医, リハビリテーション医ばかりでなく, 医療, 福祉, 行政その他の関連職種の人々をも含めて, 関節可動域を共通の基盤で理解するためのものである. したがって, 実用的で分かりやすいことが重要であり, 高い精度が要求される計測, 特殊な臨床評価, 詳細な研究のためにはそれぞれの目的に応じた測定方法を検討する必要がある.

2. 基本肢位

Neutral Zero Method を採用しているので, Neutral Zero Starting Position (開始肢位0°) が基本肢位であり, おおむね解剖学的肢位と一致する. ただし, 肩関節水平屈曲・伸展については肩関節外転90°の肢位, 肩関節外旋・内旋については肩関節外転0°で肘関節90°屈曲位, 前腕の回外・回内については手掌面が矢状面にある肢位, 股関節外旋・内旋については股関節屈曲90°で膝関節屈曲90°の肢位をそれぞれ基本肢位とする.

3. 関節の運動

1) 関節の運動は直交する3平面, すなわち前額面, 矢状面, 水平面を基本面とする運動である. ただし, 肩関節の外旋・内旋, 前腕の回外・回内, 股関節の外旋・内旋, 頸部と胸腰部の回旋は, 基本肢位の軸を中心とした回旋運動である. また, 足部の内がえし・外がえし, 母指の対立は複合した運動である.

2) 関節可動域測定とその表示で使用する関節運動とその名称を以下に示す. なお, 下記の基本的名称以外によく用いられている用語があれば ( ) 内に併記する.

(1) 屈曲と伸展

多くは矢状面の運動で, 基本肢位にある隣接する2つの部位が近づく動きが屈曲, 遠ざかる動きは伸展である. ただし, 肩関節, 頸部・体幹に関しては, 前方への動きが屈曲, 後方への動きが伸展である. また, 手関節, 手指, 足関節, 足指に関しては, 手掌または足底への動きが屈曲, 手背または足背への動きが伸展である.

(2) 外転と内転

多くは前額面の運動で, 体幹や手指の軸から遠ざかる動きが外転, 近づく動きが内転である.

(3) 外旋と内旋

肩関節および股関節に関しては, 上腕軸または大腿軸を中心として外方へ回旋する動きが外旋, 内方へ回旋する動きが内旋である.

(4) 回外と回内

前腕に関しては, 前腕軸を中心にして外方に回旋する動き(手掌が上を向く動き)が回外, 内方に回旋する動き(手掌が下を向く動き)が回内である.

(5) 水平屈曲と水平伸展

水平面の運動で, 肩関節を90°外転して前方への動きが水平屈曲, 後方への動きが水平伸展である.

(6) 挙上と引き下げ(下制)

肩甲帯の前額面の運動で, 上方への動きが挙上, 下方への動きが引き下げ(下制)である.

(7) 右側屈・左側屈

頸部, 体幹の前額面の運動で, 右方向への動きが右側屈, 左方向への動きが左側屈である.

(8) 右回旋と左回旋

頸部と胸腰部に関しては右方に回旋する動きが右回旋, 左方に回旋する動きが左回旋である.

(9) 橈屈と尺屈

手関節の手掌面の運動で, 橈側への動きが橈屈, 尺側への動きが尺屈である.

(10) 母指の橈側外転と尺側内転

母指の手掌面の運動で, 母指の基本軸から遠ざかる動き(橈側への動き)が橈側外転, 母指の基本軸に近づく動き(尺側への動き)が尺側内転である.

(11) 掌側外転と掌側内転

母指の手掌面に垂直な平面の運動で, 母指の基本軸から遠ざかる動き(手掌方向への動き)が掌側外転, 基本

軸に近づく動き（背側方向への動き）が掌側内転である．

(12) 対立

母指の対立は，外転，屈曲，回旋の3要素が複合した運動であり，母指で小指の先端または基部を触れる動きである．

(13) 中指の橈側外転と尺側外転

中指の手掌面の運動で，中指の基本軸から橈側へ遠ざかる動きが橈側外転，尺側へ遠ざかる動きが尺側外転である．

(14) 外がえしと内がえし

足部の運動で，足底が外方を向く動き（足部の回内，外転，背屈の複合した運動）が外がえし，足底が内方を向く動き（足部の回外，内転，底屈の複合した運動）が内がえしである．

足部長軸を中心とする回旋運動は回外，回内とよぶべきであるが，実際は，単独の回旋運動は生じ得ないので複合した運動として外がえし，内がえしとした．また，外反，内反という用語も用いるが，これらは足部の変形を意味しており，関節可動域測定時に関節運動の名称としては使用しない．

4. 関節可動域の測定方法

1) 関節可動域は，他動運動でも自動運動でも測定できるが，原則として他動運動による測定値を表記する．自動運動による測定値を用いる場合は，その旨明記する〔5の2）の (1) 参照〕．

2) 角度計は十分な長さの柄がついているものを使用し，通常は5°刻みで測定する．

3) 基本軸，移動軸は，四肢や体幹において外見上分かりやすい部位を選んで設定されており，運動学上のものとは必ずしも一致しない．また，手指および足指では角度計のあてやすさを考慮して，原則として背側に角度計をあてる．

4) 基本軸と移動軸の交点を角度計の中心に合わせる．また，関節の運動に応じて，角度計の中心を移動させてもよい．必要に応じて移動軸を平行移動させてもよい．

5) 多関節筋が関与する場合，原則としてその影響を除いた肢位で測定する．例えば，股関節屈曲の測定では，膝関節を屈曲しハムストリングスをゆるめた肢位で行う．

6) 肢位は「測定肢位および注意点」の記載に従うが，記載のないものは肢位を測定しない．変形，拘縮などで所定の肢位がとれない場合は，測定肢位が分かるように明記すれば異なる肢位を用いてもよい〔5の2）の (2) 参照〕．

7) 筋や腱の短縮を評価する目的で多関節筋を緊張させた肢位で関節可動域を測手する場合は，測定方法が分かるように明記すれば多関節筋を緊張させた肢位を用いてもよい〔5の2）の (3) 参照〕．

5. 測定値の表示

1) 関節可動域の測定値は，基本肢位を0°として表示する．例えば，股関節の可動域が屈曲位20°から70°であるならば，この表現は以下の2通りとなる．

(1) 股関節の関節可動域は屈曲20°から70°（または屈曲20°〜70°）

(2) 股関節の関節可動域は屈曲は70°，伸展は〜20°

2) 関節可動域の測定に際し，症例によって異なる測定法を用いる場合や，その他関節可動域に影響を与える特記すべき事項がある場合は，測定値とともにその旨併記する．

(1) 自動運動を用いて測定する場合は，その測定値を（　）で囲んで表示するが，「自動」または「active」などと明記する．

(2) 異なる肢位を用いて測定する場合は，「背臥位」「座位」などと具体的に肢位を明記する．

(3) 多関節筋を緊張させた肢位を用いて測定する場合は，その測定値を〈　〉で囲んで表示するが，「膝伸展位」などと具体的に明記する．

(4) 疼痛などが測定値に影響を与える場合は，「痛み」「pain」などと明記する．

6. 参考可動域

関節可動域は年齢，性，肢位，個体による変動が大きいので，正常値は定めず参考可動域として記載した．関節可動域の異常を判定する場合は，健側上下肢の関節可動域，参考可動域，（附）関節可動域の参考値一覧表，年齢，性，測定肢位，測定方法などを十分考慮して判定する必要がある．

II. 上肢測定

部位名	運動方向	参考可動域角度	基本軸	移動軸	測定肢位および注意点	参考図
肩甲帯 shoulder girdle	屈曲 flexion	20	両側の肩峰を結ぶ線	頭頂と肩峰を結ぶ線		
	伸展 extension	20				
	挙上 elevation	20	両側の肩峰を結ぶ線	肩峰と胸骨上縁を結ぶ線	前面から測定する	
	引き下げ（下制） depression	10				
肩 shoulder （肩甲帯の動きを含む）	屈曲（前方挙上） flexion （forward elevation）	180	肩峰を通る床への垂直線（立位または座位）	上腕骨	前腕は中間位とする． 体幹が動かないように固定する． 脊柱が前後屈しないように注意する．	
	伸展（後方挙上） extension （backward elevation）	50				
	外転（側方挙上） abduction （lateral elevation）	180	肩峰を通る床への垂直線（立位または座位）	上腕骨	体幹の側屈が起こらないように90°以上になったら前腕を回外することを原則とする． ⇨［Ⅵ．その他の検査法］参照	
	内転 adduction	0				
	外旋 external rotation	60	肘を通る前額面への垂直線	尺骨	上腕を体幹に接して，肘関節を前方90°に屈曲した肢位で行う． 前腕は中間位とする． ⇨［Ⅵ．その他の検査法］参照	
	内旋 internal rotation	80				
	水平屈曲 （水平内転） horizontal flexion （horizontal adduction）	135	肩峰を通る矢状面への垂直線	上腕骨	肩関節を90°外転位とする．	
	水平伸展 （水平外転） horizontal extension （horizontal abduction）	30				
肘 elbow	屈曲 flexion	145	上腕骨	橈骨	前腕は回外位とする．	
	伸展 extension	5				

部位名	運動方向	参考可動域角度	基本軸	移動軸	測定肢位および注意点	参考図
前腕 forearm	回内 pronation	90	上腕骨	手指を伸展した手掌面	肩の回旋が入らないように肘を90°に屈曲する.	
	回外 supination	90				
手 wrist	屈曲（掌屈） flexion（palmarflexion）	90	橈骨	第2中手骨	前腕は中間位とする.	
	伸展（背屈） extension（dorsiflexion）	70				
	橈屈 radial deviation	25	前腕の中央線	第3中手骨	前腕を回内位で行う.	
	尺屈 ulnar deviation	55				

III. 手指測定

部位名	運動方向	参考可動域角度	基本軸	移動軸	測定肢位および注意点	参考図
母指 thumb	橈側外転 radial abduction	60	示指（橈骨の延長上）	母指	運動は手掌面とする. 以下の手指の運動は，原則として手指の背側に角度計を当てる.	
	尺側内転 ulnar adduction	0				
	掌側外転 palmar abduction	90			運動は手掌面に直角な面とする	
	掌側内転 palmar adduction	0				
	屈曲（MCP） flexion	60	第1中手骨	第1基節骨		
	伸展（MCP） extension	10				
	屈曲（IP） flexion	80	第1基節骨	第1末節骨		
	伸展（IP） extension	10				

部位名	運動方向	参考可動域角度	基本軸	移動軸	測定肢位および注意点	参考図
指 fingers	屈曲（MCP）flexion	90	第2〜5中手骨	第2〜5基節骨	⇨[Ⅵ. その他の検査法] 参照	
	伸展（MCP）extension	45				
	屈曲（PIP）flexion	100	第2〜5基節骨	第2〜5中節骨		
	伸展（PIP）extension	0				
	屈曲（DIP）flexion	80	第2〜5中節骨	第2〜5末節骨		
	伸展（DIP）extension	0			DIPは10°の過伸展をとりうる.	
	外転 abduction		第3中手骨延長線	第2, 4, 5指軸	中指の運動は橈側外転, 尺側外転とする.	
	内転 adduction				⇨[Ⅵ. その他の検査法] 参照	

Ⅵ. その他の検査法

部位名	運動方向	参考可動域角度	基本軸	移動軸	測定肢位および注意点	参考図
母指 thumb	対立 opposition				母指先端と小指基部（または先端）との距離（cm）で表示する.	
指 fingers	外転 abducion		第3中手骨延長線	2, 4, 5指軸	中指先端と2, 4, 5指先端との距離（cm）で表示する.	
	内転 adduction					
	屈曲 flexion				指尖と近位手掌皮線（proximal palmar crease）または遠位手掌皮線（distal palmar crease）との距離（cm）で表示する.	

資料2 上肢の筋

■ 上肢の筋：手関節の運動に関与する筋

筋名	起始	停止	神経・髄節	作用 太字・赤：主動作筋，他：補助筋
橈側手根屈筋	上腕骨内側上顆，前腕筋膜の浅層	第2（3）中手骨底の掌側面	正中神経 C6～7	手関節：掌屈（屈曲）・橈屈 前腕：回内（回外から）
長掌筋	上腕骨内側上顆	手の屈筋支帯，手掌腱膜	正中神経 C7～Th1	手関節：掌屈（屈曲） 手掌腱膜を緊張させる
尺側手根屈筋	上腕頭：上腕骨内側上顆，尺骨頭：肘頭，尺骨後縁の上部1/3	豆状骨，豆状骨から豆鉤靱帯を介して有鉤骨鉤，豆中手靱帯を介して第5中手骨底	尺骨神経 C（7），8，（Th1）	手関節：掌屈（屈曲），尺屈
長橈側手根伸筋	上腕骨外側上顆，外側上顆に至るまでの外側筋間中隔	第2中手骨底背側面	橈骨神経 C（5），6～7，（8）	手関節：背屈（伸展），橈屈 前腕回内（肘屈曲位），前腕回外（肘伸展位）
短橈側手根伸筋	上腕骨外側上顆（外側側副靱帯および橈骨輪状靱帯から起こる）	第2・3中手骨底背側面	橈骨神経（深枝） C（5, 6）7，（8）	手関節：背屈（伸展），橈屈
尺側手根伸筋	上腕頭：上腕骨外側上顆，尺骨頭：尺骨後側面	第5中手骨底背側面	橈骨神経（深枝） C6～7	手関節：背屈（伸展）・尺屈

この他に，手関節屈曲には浅・深指屈筋，長母指屈筋，長母指外転筋が補助する．また伸展には指伸筋，示指伸筋，小指伸筋，長母指伸筋が補助する．橈屈には長母指伸筋，短母指伸筋，長母指外転筋がそれぞれ補助する．

■ 上肢の筋：手指のDIP関節の運動に関与する筋

筋名	起始	停止	神経・髄節	作用 太字・赤：主動作筋，他：補助筋
深指屈筋[1]	尺骨掌側面，尺骨鉤状突起，前腕骨間膜（上方2/3）	第2～5指末節骨底の掌側面	正中神経：2・3指（前骨間神経：C7～Th1） 尺骨神経：4・5指，C7～Th1	第2～5指のDIP関節：屈曲 （PIP・MCP関節屈曲補助）
虫様筋	深指屈筋腱	第2～5指の指背腱膜	正中神経：2・3指，C8～Th1 尺骨神経：4・5指，C8～Th1	第2～5指のPIP/DIP関節：伸展 第2～5指のMCP関節屈曲

この他に，支靱帯が伸展補助として働く：他動的な力（passive force），3指は前骨間神経とはいわない本も
[1]：貫通筋（浅指屈筋の停止腱を貫通する）ともいわれる

■ 上肢の筋：手指のPIP関節の運動に関与する筋

筋名	起始	停止	神経・髄節	作用 太字・赤：主動作筋，他：補助筋
浅指屈筋[2]	上腕尺骨頭：上腕骨内側上顆，尺骨鉤状突起 橈骨頭：橈骨前側面	第2～5指中節骨の掌側の両側面にある骨稜	正中神経：C7～Th1	第2～5指のPIP関節の屈曲 第2～5指のMCP関節の屈曲
虫様筋	深指屈筋腱	第2～5指の指背腱膜	正中神経：2・3指，C8～Th1 尺骨神経：4・5指，C8～Th1	第2～5指のPIP・DIP関節：伸展 第2～5指のMCP関節屈曲

このほか，指伸筋，示指伸筋，小指伸筋が補助する．
[2]：この筋は4本の腱を持って第2～5指の中節骨体の両側面にある骨稜に終わる．そこで各腱は二分けし（非貫通筋），深指屈筋の腱がその割れ目を滑るように通り抜ける．

■上肢の筋：手指の MCP 関節の運動に関与する筋

筋名	起始	停止	神経・髄節	作用 太字・赤：主動作筋，他：補助筋
虫様筋	深指屈筋腱の橈側面	第2〜5指の指背腱膜	正中神経：2・3指，C8〜Th1 尺骨神経：4・5指，C8〜Th1	**第2〜5指 MCP 関節：屈曲** **第2〜5指 PIP・DIP 関節：伸展**
指伸筋	上腕骨外側上顆	第2〜5指の指背腱膜を通し，末節骨底	橈骨神経：（深枝）C(5), 6〜8	**第2〜5指 MCP 関節：伸展**，手関節背屈補助，PIP/DIP 関節伸展補助
示指伸筋	尺骨，前腕骨間膜後側面	第2指の指背腱膜	橈骨神経（深枝）C6〜8	**第2指：MCP 関節：伸展** 第2指：PIP/DIP 関節伸展補助
小指伸筋	上腕骨外側上顆	第5指の指背腱膜	橈骨神経（深枝）C(6), 7〜8	**第5指：MCP 関節：伸展** 第5指：PIP/DIP 関節伸展補助

他に，浅・深指屈筋が屈曲に補助し，掌側・背側骨間筋は MCP 関節の屈曲と共に進入角が変わり屈曲を補助．

[注]
深枝は遠位部に伸びて長母指伸筋，示指伸筋，長母指外転筋，そして短母指伸筋を支配する．上記筋群に筋枝を出した後，深枝は後骨間神経となる．
（相磯貞和・訳（2013）．ネッター解剖学アトラス（原書第5版）．南江堂）
（Williams PL & Warwick R（Eds）(1980). Gray's Anatomy. Churchill Livingstone）
前骨間神経は，示指と中指の深指屈筋から長母指屈筋，さらに方形回内筋の支配．深枝を後骨間神経という本もある（内田淳正・監 中村利孝，他編（2011）．標準整形外科学第11版．pp464-468．医学書院）．

■上肢の筋：母指の運動と筋

IP 関節

筋名	起始	停止	神経・髄節	作用 太字・赤：主動作筋，他：補助筋
長母指屈筋	橈骨前面，上腕骨内側上顆，尺骨鉤状突起	母指：末節骨底の掌側面	正中神経（前骨間神経）C6〜7, (8))	**母指 IP 関節：の屈曲** MCP 関節の屈曲補助
長母指伸筋	尺骨後面，前腕骨間膜後側面	母指：末節骨底の背側面	橈骨神経（深枝：C(6), 7〜8	**母指 IP 関節：伸展**，MCP 関節の伸展補助

MCP 関節

筋名	起始	停止	神経・髄節	作用 太字・赤：主動作筋，他：補助筋
長母指屈筋	橈骨前面（橈骨粗面の下方），骨間膜，（上腕骨内側上顆：40％；上腕頭）	母指：末節骨底掌側面	正中神経 C6〜7, (8)	母指 MCP 関節の屈曲補助
短母指屈筋	深頭：小・大菱形骨，有頭骨，浅頭：屈筋支帯	母指：末節骨底掌側面（橈側の種子骨）	浅頭：正中神経：C6〜7 深頭：尺骨神経：C6〜7	**母指 MCP 関節の屈曲** **母指 CM 関節の屈曲**
短母指伸筋	橈骨後側面，前腕骨間膜	母指：基節骨底の背側	橈骨神経（深枝：C6〜7, (8))	**母指 MCP 関節：伸展**

他に，伸展は長母指伸筋が補助する．また母指の屈曲では母指対立筋が補助する．

■ 上肢の筋：母指対立筋・内転筋・外転筋（CM関節の運動）

筋名	起始	停止	神経・髄節	作用 太字・赤：主動作筋，他：補助筋
母指対立筋	大菱形骨結節，手の屈筋支帯	第1中手骨の橈側縁	正中神経：C6〜7	母指：CM関節：掌側・橈側外転，分廻し，MCP関節：屈曲
母指内転筋	斜頭：有頭骨，小菱形骨，第2中手骨，横頭：第3中手骨	母指基節骨底の尺側種子骨	尺側神経：C8〜Th1	母指：CM関節内転・（小さな対立：分廻し）
長母指外転筋	橈骨の後面，尺骨の後面（回外筋稜の下方，骨間膜）	第1中手骨底の外側，大菱形骨[3]	橈骨神経（深枝：C（6），7，（8））	母指：CM関節外転，手関節：尺屈
短母指外転筋	舟状骨結節，屈筋支帯，（大菱形骨）	母指基節骨低橈側	正中神経：C6〜7	母指のCM関節外転・屈曲

[3]：この腱の一部は大菱形骨に達し，ほかの一部はしばしば短母指伸筋券および短母指外転筋と癒合している．

■ 上肢の筋：小指のMCP/CM関節の運動と筋

筋名	起始	停止	神経・髄節	作用 太字・赤：主動作筋，他：補助筋
小指外転筋	豆状骨，尺側手根屈筋腱（豆鉤靭帯），屈筋支帯	小指：基節骨底尺側縁，指背腱膜	尺骨神経：C8〜Th1	小指MCP関節外転
短小指屈筋	有鉤骨鉤，手の屈筋支帯	小指基節骨底掌側面	尺骨神経：C（7），8，(Th1)	小指MCP関節屈曲
小指対立筋	有鉤骨鉤，手の屈筋支帯	第5中手骨の前側面（尺側）	尺骨神経：C（7），8，Th1	第5CM関節の外転・屈曲，回旋（小指を手掌方向に寄せる）

■ そのほかの筋

筋名	起始	停止	神経・髄節	作用 太字・赤：主動作筋，他：補助筋
掌側骨間筋	第2・4・5中手骨側面	第2・4・5指の指背筋膜	尺骨神経（橈側は正中神経枝を持つことも：C8〜Th1）	第3指を中心に第2・4・5指の内転，およびPIP/DIP関節の伸展
背側骨間筋	各2頭を持ち，第1〜5中手骨の尾多が犬向かい合った面	第1・2DIは第2・3基節骨橈側に，第4DIは第4基節骨尺側，かつそれぞれ第1・2・4DIは第3DIとともに指背腱膜にも	尺骨神経（橈側は正中神経枝を持つことも：C8〜Th1）	第3指から2・4指を外転，第3指を橈側・尺側外転，2・3・4指MCP関節屈曲とPIP/DIP関節の伸展
短掌筋	手掌腱膜	手掌尺側縁の皮膚	尺骨神経（浅枝：C（7），8，Th1）	手掌のくぼみを深める

[注]
橈骨神経は，肘関節の前面で感覚枝である浅枝と運動枝の深枝に分かれるが，この運動枝を後骨間神経という人もいる（内田淳正・監 中村利孝，他編（2011）．標準整形外科学第11版．pp464-468．医学書院）．

資料3 橈骨神経が支配する筋

■ **橈骨神経**（C5〜C8〔Th1〕）
後神経束から出る主な神経で、上腕と前腕の伸筋群を支配．上腕骨の橈骨神経溝で骨に寄りそうように螺旋状に走行し，上腕遠位1/3で前面に出て、腕橈骨筋の内側を走行する．

橈骨神経の本幹は、肘の前面で感覚枝である浅枝と後骨間神経とよばれる深枝に分かれる．
回外筋の弱低性アーチ（低位麻痺）
Frohse（フローゼ）のアーケード（内田淳正・監 中村利孝、他編（2011）．標準整形外科学第11版．p468．医学書院）

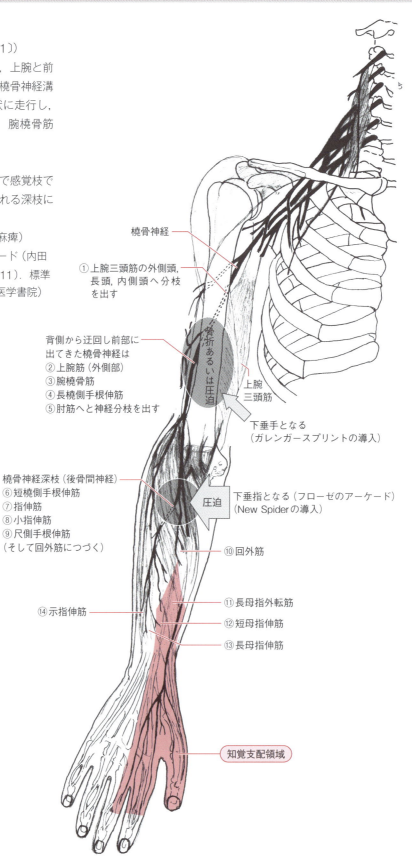

橈骨神経
① 上腕三頭筋の外側頭、長頭、内側頭へ分枝を出す

背側から迂回し前部に出てきた橈骨神経は
② 上腕筋（外側部）
③ 腕橈骨筋
④ 長橈側手根伸筋
⑤ 肘筋へと神経分枝を出す

骨折あるいは圧迫
上腕三頭筋
下垂手となる
（ガレンガースプリントの導入）

橈骨神経深枝（後骨間神経）
⑥ 短橈側手根伸筋
⑦ 指伸筋
⑧ 小指伸筋
⑨ 尺側手根伸筋
（そして回外筋につづく）

圧迫
下垂指となる（フローゼのアーケード）
（New Spiderの導入）

⑩ 回外筋
⑪ 長母指外転筋
⑫ 短母指伸筋
⑬ 長母指伸筋
⑭ 示指伸筋

知覚支配領域

資料4 正中神経が支配する筋

■ **正中神経**（C6〜Th1）

外側根は，外側神経束から内側根は内側神経束から起き，両根は腋窩動脈の前面で正中神経ワナ（A）を作り，合流して正中神経となる．そして，上腕二頭筋と上腕筋の間を走って肘窩に至る．

正中神経本幹が肘の遠位で円回内筋を通過した後に前骨間神経が分枝する

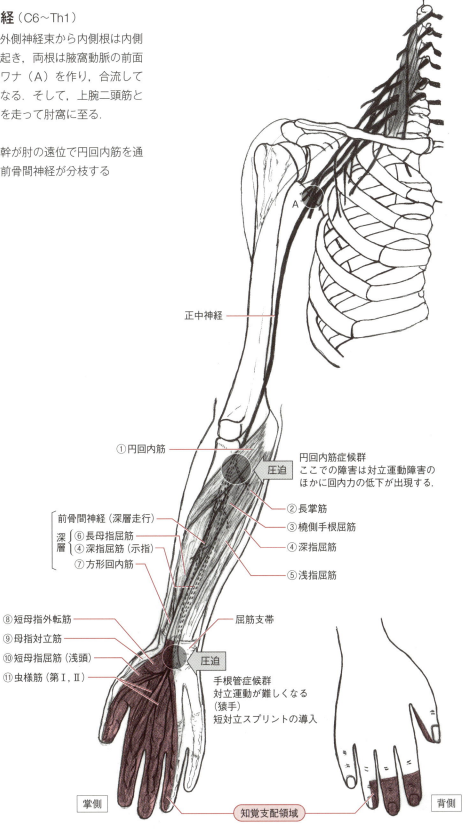

- 正中神経
- ①円回内筋
- 円回内筋症候群
  ここでの障害は対立運動障害のほかに回内力の低下が出現する．
- 前骨間神経（深層走行）
- 深層 ⎰ ⑥長母指屈筋
       ⎱ ④深指屈筋（示指）
- ⑦方形回内筋
- ②長掌筋
- ③橈側手根屈筋
- ④深指屈筋
- ⑤浅指屈筋
- ⑧短母指外転筋
- ⑨母指対立筋
- ⑩短母指屈筋（浅頭）
- ⑪虫様筋（第Ⅰ，Ⅱ）
- 屈筋支帯
- 圧迫
- 手根管症候群
  対立運動が難しくなる
  （猿手）
  短対立スプリントの導入
- 掌側
- 知覚支配領域
- 背側

資料5 尺骨神経が支配する筋

■ **尺骨神経**（C8〜Th1）
内側神経束から起こる．上腕で上腕二頭筋内側を走行するが分枝はない．そして，上腕の尺側中央から内側筋間中隔の後部を上腕三頭筋（内側頭）に覆われ遠位に走行する．さらに，上腕骨内側上顆の尺骨神経溝（肘部管）を通り，肘関節を横切り，前腕に至る．

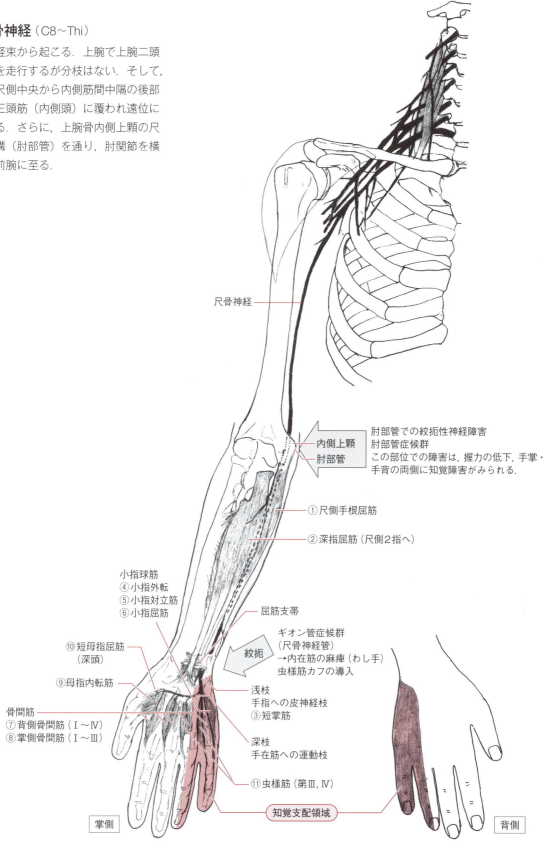

文献

第Ⅰ章

Batmanabane M, et al (1985). Movements at the carpometacarpal and metacarpophalangeal joints of the hand and their effect on the dimensions of the articular ends of the metacarpal bones. Anat Rec 213：102-110

Eaton RG, et al (1969). A study of the basal joint of the thumb：Treatment of its disabilities by fusion. J Bone Joint Surg Am 51：661-668

藤野邦夫, 古賀祥子・訳（Wilson FR 著）(2005). 手の五〇〇万年史―手と脳と言語はいかに結びついたか. p33. 新評論

Napier JR (1955). The form and function of the carpo-metacarpal joint of the thumb. J Anat 89：362-369

日本経済新聞（2009）. 2009 年 12 月 18 日朝刊　最古の人類化石

日本整形外科学会・日本リハビリテーション医学会・監（2014）. 義肢装具のチェックポイント. p199. 医学書院

新潟大学医学部整形外科学科・編（1972）. 第1回新潟手の外科セミナー大要. pp2～3

嶋田智明, 他・監訳（Neumann DA 著）(2012). カラー版　筋骨格系のキネシオロジー（原著第2版）. pp199-210, 241-329. 医歯薬出版

武田　功, 弓岡光徳, 他・監訳（Houglum PA 著）(2013). ブルンストローム臨床運動学（原著第6版）. 医歯薬出版

矢﨑　潔（2005）. 手の関節の動き・運動の理解. p136. メディカルプレス

矢﨑　潔（2010）. 手とは. 目白大学手のリハビリテーション教材.

Youm Y, et al (1978). Kinematics of the wrist. I. An experimental study of radial-ulnar deviation and flexion-extension. J Bone Joint Surg Am 60：423-431

Young RW (2003). Evolution of the human hand：The role of throwing and clubbing. J Anat 202：165-174

第Ⅱ章

Boyes JH (1971). Bunnell's surgery of the hand. pp13-17. J.P. Lippincott, Philadelphia

Brand PW (1985). Clinical mechanics of the hand. pp192-309. CB Mosby, St Loius, Tronto

Culp RW & Taras JP (2002). Primary care of flexor tendon injuries. In：Mackin EJ, et al (Eds). Rehabilitation of the hand and upper extremity 5th ed. pp415-430. CC. Mosby

片岡寿雄・著, 宇都宮初夫・監（2014a）. 関節内運動学. p27. 南江堂

片岡寿雄・著, 宇都宮初夫・監（2014b）. 凹凸の法則. 関節内運動学. p23. 南江堂

MacConaill MA, et al (1969). Muscles and movement：A basis for human kinesiology. Lippincott Williams & Wilkins Baltimore

三浪明男・専門編集（2007）. 最新整形外科学大系：15A 手関節・手指Ⅰ. pp124-125. 中山書店

中村隆一, 他（2003）. 基礎運動学第6版. p223. 医歯薬出版

塩田悦仁・訳（Kapandji AI 著）(2014). 次世代へのメッセージ　カパンジー生体力学の世界. 医歯薬出版

Stewart Pettengill EM & von Strien G (2002). Postoperative management of flexor tendon injuries. In：Mackin EJ, et al (Eds). Rehabilitation of the hand and upper extremity 5th ed. pp431-456. CC. Mosby

武田　功, 弓岡光徳, 他・監訳（Houglum PA 著）(2013). ブルンストローム臨床運動学（原著第6版）. pp24-25. 医歯薬出版

Tubian, R (Ed) (1981). The hand Vol 1. The Movements of the Hand pp35-39. WB Sunders, Philadelphia

Williams PL & Warwick R (Eds) (1980). Gray's Anatomy. pp433-438. Churchill Livingstone

山﨑　敦, 他・監訳（Oatis CA 著）(2012). オーチスのキネシオロジー（原著第2版）. p262～ラウンドフラット

矢﨑　潔（2005）. 手の関節の動き・運動の理解. p136. メディカルプレス

第Ⅲ章

相磯貞和・訳（2013）. ネッター解剖学アトラス（原書第5版）. 図 432, 442-443、449. 南江堂

青木主税, 他・監訳（Lippert LS 著）(2012). クリニカルキネシオロジー. pp161-193. ガイアブックス

Arkless R (1966). Cineradiograhpy in normal and abnormal wrists. Am J Roentgenology Radium Therapy & Nuclear Med 96：837-844

Batmanabane M, et al (1985). Movements at the carpometacarpal and metacarpophalangeal joints of the hand and their effect on the dimensions of the articular ends of the metacarpal bones. Anat Rec 213：102-110

Berger RA (1996)：The anatomy and basic biomechanics of the wrist joint. J Hand Ther 9：84-93

Bogumill GP (1988). Anatomy of the wrist. In：Lichtman DM (Ed). The Wrist and its disorders. pp14～26. WB Saunders, Philadelphia

Brumfield RH, et al (1984). A biomechanical study of normal functional wrist motion. Clin Orthop Relat Res 187：23-25

Capener N (1956). The hand in surgery. J Bone Joint Surg Br 38：128-151

Cooney WP 3rd, et al (1981)：The kinesiology of the thumb trapeziometacarpal joint. J Bone Joint Surg Am 63：1371-1381

Crisco JJ, et al (2005). In vivo radiocarpal kinematics and the dart thrower's motion. J Bone Joint Surg Am 87：2729-2740

Cyriax EF (1926). On the rotary movements of the wrist. J Anat 60：199-201

Ekenstam FW (1992). Anatomy of the distal radioulnar joint. Clin Orthop Relat Res 275:14-18

藤井克之・総監訳（2003）．キャンベル整形外科手術書第9巻　手．pp163〜．エルゼビア・ジャパン

Hentz VR & Chase RA (2001). Hand surgery: A clinical atlas. WB Saunders, Philadelphia

Horwitz T(1940). Anatomic and roentgenologic study of the wrist joint. Surgery 7:773-783

茨木邦夫，他編（2004）．手の外科診療ハンドブック．pp32-35．南江堂

今村宏太郎（1987）．Cineradiographyによる手関節運動の解析．日整会誌61：499-510

鎌倉矩子（1977）．手指使用時における手関節の肢位とその変化：機能訓練および機能的副子における手関節の役割に関する考察．リハ医学　14：57-72

Kaplan EB (1965). Functional and surgical anatomy of the hand. 2nd ed. pp114-142. JB Lippincott, Philadelphia

中村耕三・総編（2010）．運動器専門医の外来診療と保存療法のために．整形外科臨床パサージュ5．手・肘の痛みクリニカルプラクティス．p118

三浪明男・専門編集（2007）．最新整形外科学大系：15A 手関節・手指I．pp5-7．中山書店

森友寿夫（2006）．3次元動態MRIによる手関節運動の解析．MB Orthop 19：17-23

日本整形外科学会・日本リハビリテーション医学会（1995）．関節可動域表示ならびに測定法．リハ医学32：207-217

緒方沙織（2012）．ペグ動作における手関節伸筋群の筋活動の検証．目白大学保健医療学部作業療法学科卒業研究論文集

岡﨑勇弥，他（2016）．椅子座位・正座位・四つ這いからの立ち上がり動作に必要な手関節可動域の比較．第50回日本作業療法学会

Palmer AK, et al (1981). The triangular fibrocartilage complex of the wrist: Anatomy and function. J Hand Surg 6:153-162

Ryu JY, et al (1991). Functional ranges of motion of the wrist joint. J Hand Surg Am 16:409-419

Sarrafian SK, et al (1977). Study of wrist motion in flexion and extension. Clin Orthop Relat Res 126:153-159

Schuind F, et al (1991). The distal radioulnar ligaments: A biomechanical study. J Hand Surg Am 16:1106-1114

塩田悦仁・訳（Kapandji AI著）（2006）．カパンジー機能解剖学：上肢（原著第6版）．医歯薬出版．

Short WH (2002). The effect of sectioning the dorsal radiocarpal ligament and insertion of a pressure sensor into the radiocarpal joint on scaphoid and lunate kinematics. J Hand Surg Am 27:68-76

武田　功，弓岡光徳，他・監訳（Houglum PA著）（2013）．ブルンストローム臨床運動学（原著第6版）．医歯薬出版

嶋田智明，他・監訳（Neumann DA著）（2012）．カラー版　筋骨格系のキネシオロジー（原著第2版）．pp199-210，241-329．医歯薬出版

津山直一，中村耕三・訳（2014）．新・徒手筋力検査法（原著第9版）．協同医書出版

Tubiana R, et al (2009). Examination of the hand and wrist. p7-8, 55, 316. Informa Healthcare, New York

Viegas SF, et al (1999). The dorsal ligaments of the wrist: Anatomy, mechanical properties, and function. J Hand Surg 24:456-468

渡辺正仁（1999）．理学療法士，作業療法士，言語聴覚士のための解剖学第3版．p147．廣川書店

Weber ER (1988). Wrist mechanics and its association with ligamentous instability. In: Lichtman DM (Ed). The wrist and its disorders. pp41〜52. WB Saunders, Philadelphia

Williams PL & Warwick R (Eds) (1980). Gray's Anatomy. pp433-438. Churchill Livingstone

Wright RD(1935). A detailed study of movement of the wrist joint. J Anat 70:137-142

山﨑　敦，他・監訳（Oatis CA著）（2012）．オーチスのキネシオロジー（原著第2版）．p262〜ラウンドフラット

矢﨑　潔（2005）．手の関節の動き・運動の理解．p136．メディカルプレス

矢﨑　潔（2014）．パワーポイント　脳血管障害シリーズ：手関節を考える．

やさきよし（2015）．手のスプリントのすべて第4版．pp36-37．三輪書店

矢﨑　潔，田口真哉（2015）．手関節．市橋則明・編「理学療法評価学」pp371-384．文光堂

吉川文雄（2003）．人体系統解剖学．p197．南山堂

Youm Y, et al (1978). Kinematics of the wrist. I. An experimental study of radial-ulnar deviation and flexion-extension. J Bone Joint Surg Am 60:423-431

Yu Han-Liang, et al (2004). Atlas of hand anatomy and clinical implications. pp24-33, 244, 511. Mosby, St Louis

弓岡光徳，他監訳（Mansfield PJ，他著）（2015）．エッセンシャル・キネシオロジー（原著第2版）．p125．南江堂

第Ⅳ章

相磯貞和・訳（2013）．ネッター解剖学アトラス（原書第5版）．図432，442-443、449．南江堂

Batmanabane M, et al (1985). Movements at the carpometacarpal and metacarpophalangeal joints of the hand and their effect on the dimensions of the articular ends of the metacarpal bones. Anat Rec 213:102-110

Beredjiklian PK, et al (2004). Review of the hand surgery. pp106-107. WB, Saunders, Philadelphia

Boyes JH (1950). Flexor-tendon grafts in the fingers and thumb. J Bone Joint Surg Am 32:489-499, 531

Flatt AF (1961). Kinesiology of the hand. Jnster Couse Lectures 18:266-281. AOS CV Mosby, St Louis

Flatt AE (1974). The care of the rheumatoid hand. pp12-32. CV Mosby, St Louis

茨木邦夫，他編（2004）．手の外科診療ハンドブック．pp32-35．南江堂

鎌倉矩子，他編著（2013）．手を診る力をきたえる．三輪書店

中田眞由美, 他著. 鎌倉矩子, 他編 (2006). 作業療法士のためのハンドセラピー入門第2版. p31. 三輪書店

Napier JR (1955). The form and function of the carpo-metacarpal joint of thumb. J Anat 89：362-369

Napier JR (1956). The prehensile movements of the human hand. J Bone Joint Surg Am 38：902-913

日本手外科学会・編 (2006). 手の機能評価改訂版第4版

塩田悦仁・訳 (Kapandji AI著) (2006). カパンジー機能解剖学：上肢 (原著第6版). 医歯薬出版.

Taylor CL, et al (1955). The anatomy and mechanics of the human hand. Artif Limbs 2：22-35

Tubiana R, et al (2009). Examination of the hand and wrist. p7-8, 55, 316. Informa Healthcare, New York

内田淳正・監 (2011) 中村利孝, 他編. 標準整形外科学第11版. pp464-468. 医学書院

White WL (1956). Secondary restoration of the finger flexion by digital tendon grafts：An evaluation of seventy-six cases. Am J Surg 91：662-668

Williams PL & Warwick R (Eds) (1980). Gray's Anatomy. pp433-438. Churchill Livingstone

矢﨑 潔 (2005). 手の関節の動き・運動の理解. p119. メディカルプレス

Yu Han-Liang, et al (2004). Atlas of hand anatomy and clinical implications. pp24-33, 244, 511. Mosby, St Louis

第V章

Bettinger PC, et al (1999). An anatomic study of the stabilizing ligaments of the trapezium and trapeziometacarpal joint. J Hand Surg 24A：786-789

Boyes JH (1970). Bunnell's surgery of the hand 5th ed. JB Lippincott, Philadelphia

Bunnell S (1938). Opposition of the thumb. J Bone Joint Surg Am 20：269-284

Cooney WP 3rd, et al (1981)：The kinesiology of the thumb trapeziometacarpal joint. J Bone Joint Surg Am 63：1371-1381

Eaton RG, et al (1969). A study of the basal joint of the thumb. Treatment of its disabilities by fusion. J Bone Joint Surg Am 51：661-668

Ebskov B (1970). De motibus motoribusque pollicis humani. Bent Ebskov, Copenhagen

Flatt AF (1961). Kinesiology of the hand. Jnster Couse Lectures 18：266-281. AOS CV Mosby, St Louis

藤野邦夫, 古賀祥子・訳 (Wilson FR 著) (2005). 手の五〇〇万年史―手と脳と言語はいかに結びついたか. p33. 新評論

Haines RW (1944). The mechanism of rotation at the first carpo-metacarpal joint. J Anat 78：44-46

Hollister A, et al (1992). The axes of rotation of the thumb carpometacarpal joint. J Orthop Res 10：454-460

茨木邦夫, 他編 (2004). 手の外科診療ハンドブック. pp32-35. 南江堂

Kapandji IA (1981). Biomechanics of the interphalangeal joint of the thumb. Tubiana R (Ed). The Hand Vol.1. pp188-190. WB Saunders, Phiradelphia

Kaplan EB (1966). The participation of the metacarparpophalangeal joint of the thumb in the act of opposition. Bulletin of the Hospital for Joint Diseases 27：39-45

MacConaill MA, et al (1969). Muscles and movement：A basis for human kinesiology. Lippincott Williams & Wilkins Baltimore

Napier JR (1955). The form and function of the carpo-metacarpal joint of thumb. J Anat 89：362-369

Napier JR (1956). The prehensile movements of the human hand. J Bone Joint Surg Am 38：902-913

日本整形外科学会・日本リハビリテーション医学会 (1995). 関節可動域表示ならびに測定法. リハ医学 32：207-217

日本整形外科学会・日本リハビリテーション医学会・監 (2014). 義肢装具のチェックポイント. p199. 医学書院

Neumann DA, et al (2003). The carpometacarpal joint of the thumb：Stability, deformity, and therapeutic intervention. J Orthop Sports Phys Ther 33：386-399

Pagalidis T (1981). Ligamentous stability of the base of the thumb. Hand 13：29-36

Pieron AP (1973). The mechanism of the first carpometacarpa (CMC) joint：An anatomical and mechanical analysis. Acta Ortho Scand (Suppl) 148：1-104

嶋田智明, 他・監訳 (Neumann DA 著) (2012). カラー版 筋骨格系のキネシオロジー (原著第2版). pp199-210, 241-329. 医歯薬出版

塩田悦仁・訳 (Kapandji AI著) (2006). カパンジー機能解剖学：上肢 (原著第6版). 医歯薬出版.

武田 功, 弓岡光徳, 他・監訳 (Houglum PA 著) (2013). ブルンストローム臨床運動学 (原著第6版). 医歯薬出版

鳥巣兵彦, 他総編 (2005). 標準整形外科学第9版. p684. 医学書院

内田淳正・監, 中村利孝, 他編 (2011). 標準整形外科学第11版. pp464-468. 医学書院

Williams PL & Warwick R (Eds) (1980). Gray's Anatomy. pp433-438. Churchill Livingstone

山﨑 敦, 他・監訳 (Oatis CA 著) (2012). オーチスのキネシオロジー (原著第2版). p262〜ラウンドフラット

Yu Han-Liang, et al (2004). Atlas of hand anatomy and clinical implications. pp24-33, 244, 511. Mosby, St Louis

Youm Y, et al (1978). Kinematics of the wrist. I. An experimental study of radial-ulnar deviation and flexion-extension. J Bone Joint Surg Am 60：423-431

Zancolli EA, et al (1987). Biomechanics of the trapeziometacarpal joint. Clin Orthop Relat Res 220：14-26

第VI章

相磯貞和・訳 (2013). ネッター解剖学アトラス (原書第5版). 図 432, 442-443、449. 南江堂

Beredjiklian PK, et al (2004). Review of the hand surgery. pp106-107. WB, Saunders, Philadelphia

Brand PW (1985). Clinical mechanics of the hand. pp192-309. CB Mosby, St Loius, Tronto

Craig SM (1992). Anatomy of the joints of the fingers. Hand Clin 8：693-700

Dubousset JF (1981). The digital joints. In：Tubiana R (Ed). The Hand Vol.1. pp 191-201. Saunders, Philadelphia

Eaton RG (1971). Joint injuries of the hand. CC Thomas, Springfield

Eyler DL, et al (1954). The anatomy and function of the intrinsic musculature of the fingers. J Bone Joint Surg Am 36：1-9

Hakstian RW & Tubiana R (1967). Ulnar deviation of the fingers：The role of joint structure and function. J Bone Joint Surg Am 49：299-316

茨木邦夫，他編（2004）．手の外科診療ハンドブック．pp32-35．南江堂

James JIP (1962). Fracture of the proximal and middle phalanges of the fingers. Acta Orthop Scand 32：401-412

Kaplan EB (1965). Functional and surgical anatomy of the hand. 2nd ed. pp114-142. JB Lippincott, Philadelphia

Kataoka T, et al (2011). Changes in shape and length of the collateral and accessory collateral ligaments of the metacarpophalangeal joint during flexion. J Bone Joint Surg Am 93：1318-1325

Kiefhaber T (1986). Lateral stability of the proximal interphalangeal joint. J Hand Surg Am 11：661-669

Krishnan J, et al (1997). Passive axial rotation of the metacarpophalangeal joint. J Hand Surg Br 22：270-273

Kuczynski K (1968). The proximal interphalangeal joint. J Bone Joint Surg Am 50B：656-663

Kuczynski K (1971). The synovial structures of the normal and rheumatoid digital joints. The Hand 3：41-54

Kuczynski K (1975). Less-known aspects the proximal interphalangeal joints of the human hand. Hand 7：31-33

Landsmeer JMF (1976). Atlas of anatomy of the hand. pp296-298. Churchill Livingstone, Edinburgh

Leibovic SJ (1994). Anatomy of the proximal interphalangeal joint. Hand Clin 10：169-178

Linscheid RL (2002). Historical perspective of finger joint motion：The hand-me-downs of our predecessors. The Richard J Smith Memorial Lecture. J Hand Surg Am 27：1-25

Long C, et al (1964). Electromyographic kinesiology of the hand：Muscles moving the long finger. J Bone Joint Surg Am 59：1683-1706

Long C II, et al (1968). Intrinsic-extrinsic muscle control of the fingers. J Bone Joint Surg Am 50-Am：973-984

Minamikawa Y, et al (1993). Stability and constraint of the proximal interphalangeal joint. J Hand Surg Am 18：198-204

嶋田智明，他・監訳（Neumann DA 著）（2012）．カラー版 筋骨格系のキネシオロジー（原著第2版）．pp199-210, 241-329．医歯薬出版

Sprague BL (1975). Proximal interphalangeal joint injuries and their initial treatment. J Trauma 15：380-385

Sprague BL (1976). Proximal interphalangeal joint contractures and their treatment. J Trauma 16：259-265

Stirrat CR (1996). Metacarpophalangeal joints in rheumatoid arthritis of the hand. Hand Clin 12：515-529

Tubiana R, et al (2009). Examination of the hand and wrist. p7-8, 55, 316. Informa Healthcare, New York

上羽康夫（2016）．手　その機能と解剖第6版．金芳堂

Williams PL & Warwick R (Eds)(1980). Gray's Anatomy. pp433-438. Churchill Livingstone

Wise KS (1975). The anatomy of the metacarpophalangeal joints, with observations of the aetiology of ulnar drift. J Bone Joint Surg Am B-57：485-490

Wynn Parry, CB (1977). Rehabilitation of the Hand. Butterworths-Heinemann, London

山﨑 敦，他・監訳（Oatis CA 著）（2012）．オーチスのキネシオロジー（原著第2版）．p262〜ラウンドフラット

Yu Han-Liang, et al (2004). Atlas of hand anatomy and clinical implications. pp24-33, 244, 511. Mosby, St Louis

参考文献

Cyriax EF (1917). Some new facts in the anatomy of certain movements. J Anat 51：396-399

Gardner ED (1963). Physiology of joints. J Bone Joint Surg Am 45A：1061-1066

Inglis AE, et al (1970). Surgical correction of thumb deformities in spastic paralysis. J Bone Joint Surg Am 52A：253-268

MacConaill MA (1932). The function of intra-articular fibrocartilages, with special reference to the knee and inferior radio-ulnar joints. J Anat 66：210-227

Mennell J (1933). Joint manipulation (upper extremity). Proc R Soc Med 26：881-888

Walmsley T (1928). The articular mechanisum of the diarthroses. J Bone Joint Surg Am 10：40-45

索引

欧文

A3滑車　106
associate motion　16
ball grip　66
C1滑車　106
circumduction　16
close-packed position　26, 85
CM関節　31
component motion　16, 18
digits　68, 80
DIP関節　100
fingers　60, 80
grip　61
hock grip　68
hummer grip　67
interosseous ligament　34
joint play　19
lateral pinch　66
loose-packed position　27, 83, 85
MCP関節　100, 108
MCP関節アーチ　6
movement　16, 17
palmar tilt　36
passive force　115
phenomenon　16, 60
pinch　61
PIP関節　100, 104
power grip　67
pulp pinch　63
radial inclination　36
rolling　16, 18
rotation　16
separation　19
sliding　16, 18
spin　16, 18
swing　16
S状切痕　33
tenodesis like action　20
TFCC（triangular fibrocartilage complex）　33, 35, 39, 41
thumb　5, 60, 80
tip pinch　62
TMC関節　5, 81, 84, 88
ulnar variance：ulnar variant　36

あ行

アルディ　2
鞍関節　5, 85
　——の亜型　6
移動軸　121
イントリンシック・プラス手　73, 116
イントリンシック・マイナス手　73, 115
動き motion　16, 18
　——の要素　16, 18
運動　16, 17
遠位指節間関節　100
遠位手根骨列　35〜37
遠位橈尺関節　33, 34, 39
遠位横アーチ（MCP関節アーチ）　6, 72, 74
横手根靱帯　42
凹凸の法則　25

か行

回外現象　89
外在靱帯　39
回旋　16
回旋運動（現象）　90, 111
回内現象　89
開放肢位　19, 27, 83, 85
開離　19
鍵つまみ　65
顆状関節　36, 93, 108, 111
滑車関節　95
滑膜性関節　16
関節の遊び　19
関節半月　41
基節骨　83, 84, 100
機能的役割区分　3
基本軸　121
共同筋　23
協同筋　23, 24
近位指節間関節　100, 104

近位手根骨列　35〜37
近位橈尺関節　34
近位横アーチ　72
くさび型靱帯　37
屈筋支帯（横手根靱帯）　42
クランク型　34
現象　16, 60
後斜靱帯　86, 87
骨間筋　103, 112
骨間腱帽　110, 113
ころがり　16, 18

さ行

索状靱帯　40, 42
探る手　6, 10, 11
支える手　6, 12
三角線維軟骨　41
三角線維軟骨複合体　33, 41
三角有頭骨靱帯　42
3点つまみ　64
思考の効果器　3, 80
示指伸筋　44, 113, 126
矢状索　110, 113
指伸筋　113, 126
支靱帯　102, 103, 115
指尖つまみ　62
支帯　21
指腹つまみ　62, 63
尺屈　52, 120
尺屈運動　50
尺骨月状骨靱帯　40
尺骨手根靱帯　40, 42
尺骨神経　129
尺骨変異　36
尺側手根屈筋　35, 48, 50, 52, 54, 125
尺側手根屈筋の筋活動　52
尺側手根伸筋　44, 47, 50, 52, 125
尺側手根伸筋腱の腱鞘　42
尺側側副靱帯　40, 41, 87
尺側動的区分　4, 5
尺側内転　120, 121
車軸関節　34

十字型滑車　20, 21
舟状有頭骨靭帯　42
手関節　30
手関節背屈　47
手根間関節　31, 33, 36, 42
手根間靭帯　34, 37, 42
手根中央関節　31, 33, 36
手根中手関節　33
手指　60, 80, 100
種子骨　93
手部　60
　　——平坦化　77
掌屈　48, 52, 53
小指外転筋　113, 127
小指伸筋　44, 113, 126
小指対立筋　127
掌側外在靭帯　40
掌側外転　120
掌側骨間筋　127
掌側手根靭帯　43
掌側橈骨手根靭帯　40, 42
掌側橈尺靭帯　39, 41
掌側内転　120
掌側版　94, 106
正中神経　129
深横中手靭帯　74, 75, 83, 106
伸筋支帯　43
深指屈筋　102, 107, 125
　　——の生理的張力　115
靭帯性腱鞘（滑車）　20, 21, 106, 109
スプリング様作用　115
すべり　16, 18
生理的共同運動　51, 52
生理的張力　35
背伸び運動　76
旋回　34
浅指屈筋　107, 125
前斜靭帯　86, 87
操作する手　2, 9
操作・操縦する手　6, 8
側索　102, 103, 105
側つまみ　66
側副靭帯　94, 102, 105, 108
　　——，尺側　40, 41, 87
　　——，橈側　40, 87
　　——の動的変化　110

た行

第一ウェブスペース　83
第1区画　44
第1CM関節　5
第1手根中手関節　80
第1掌側骨間筋　114
第1中手骨　83, 84
第1背側骨間筋　91, 113
第5区画　44
第3区画　44
第3掌側骨間筋　114
第3背側骨間筋　113
第2区画　44
第2掌側骨間筋　114
第2背側骨間筋　113
第4区画　44
第4背側骨間筋　113
対立　91
対立アーチ　73
対立運動　5, 7, 13, 32, 76, 97
大菱形骨　83, 84
大菱形中手関節　80, 84, 86
第6区画　44
楕円関節　36, 108
手綱靭帯　106
縦アーチ　72
他動的な力　103, 115
単関節　16
短掌筋　127
短小指屈筋　127
短橈側手根伸筋　44, 47, 50, 52, 54, 125
短橈骨月状骨靭帯　40
短母指外転筋　91, 127
短母指屈筋　91, 98, 126
短母指伸筋　91, 98
短母指伸筋腱　44
中央索　105
中央静的区分　4, 5
中手間靭帯　86, 87
中手骨　100
中手指節関節　100, 108
中節骨　100
虫様筋　103, 106, 107, 112
長掌筋　48, 53, 54, 125
蝶番型靭帯　37

蝶番関節　93, 95, 100, 104
長橈骨月状骨靭帯　40
長母指外転筋　44, 91, 127
長母指屈筋　91, 98, 126
長母指伸筋　44, 91, 98, 126
直線的な運動　89
造る手　6
伝える手　6, 11
つまみ　61
　　——動作　61, 62
手のアーチ　72
テノディーシス様作用　20, 51
橈屈　50, 120
道具としての手　2, 6
道具を操る手　6, 8
橈骨神経　128
橈骨遠位端尺側傾斜　36
橈骨遠位端掌側傾斜　36
橈骨舟状月状骨靭帯　40
橈骨舟状有頭骨靭帯　40
橈骨手根関節　31, 33, 34
同時協同筋　25
橈側外転　120, 121
橈側手根屈筋　48, 50, 53, 54, 125
橈側側副靭帯　40, 87
橈側動の区分　4, 5
長橈側手根伸筋　44, 47, 50, 52, 54, 125

な行

内在筋　112
　　——のMCP関節での進入角度　113
内在靭帯　39, 42
治す手　10, 11
にぎり　61
　　——動作　61, 66, 97
2点つまみ　64

は行

把握動作　2, 61
パーフェクトオー"O"　64
背側外在靭帯　40
背側骨間筋　127
背側橈骨手根靭帯　40
背側橈尺靭帯　39, 41
パワーにぎり　67
ハンマーにぎり　67

ピストン現象　33
ひねり　16, 18
非把握動作（圧排動作）　2, 7, 8, 61, 70
ピボット型車軸関節　34
ひらき（開離）　19
復位　90, 91
副運動　16
複関節　16, 17
複合関節　17
複合動作　68
副靱帯　102, 105, 109
フックにぎり（フックグリップ）　68
振り　16
フローマントテスト　65

分廻し運動　16, 52, 81
閉鎖肢位　19, 26, 85
放射状手根靱帯　42
ボールにぎり（ボールグリップ）　66
ボールベアリング型車軸運動　34
母指　5, 60, 80
　──の安静肢位　81
　──の対立　90
母指対立筋　91, 127
母指内転筋　91, 127

ま行

末節骨　83, 84, 100
丸め込み運動　76

みる手　6, 10, 11

や行

指　68, 80
要素動作　7, 9
横アーチ　72
横つまみ　65

ら行

螺旋関節　95, 104
リスター結節　44
輪状型滑車　20, 21
ルーシー　2

●著者

矢﨑　潔（やさき・きよし）

1948年生まれ．1972年3月都立府中リハビリテーション学院作業療法学科卒，都立老人総合研究所リハビリテーション医学部勤務．1976年1月，米国に渡り，Malick MH女史らのもとでの研修出張を振り出しに，西部ペンシルバニア病院，フィラデルフィアハンドセンター，インペリアルポイント医療センターに勤務，1983年帰国し，岩手リハビリテーション学院にて3年半学生指導にあたり，1987年4月大野中央病院に入職し，2000年3月退職．その後，臨床，および教育現場を数箇所回ったが，「セラピィの理念」から遠くかけ離れている場面に多く遭遇した．そこで私設事務所（リハビリテーションアカデミー市川）を開設し，細々とその理念を守る人々の手助けをしていくことを決意し，2005年1年間を過ごした．2006年に入り再び"手のリハビリテーション"におけるセラピィの向上のため私設事務所内に"Hand on club"を置き，若い人々の技術向上の活動をはじめた．2006年サンビレッジ国際医療福祉専門学校専任教員，2010年より目白大学保健医療学部作業療法学科教授．

小森健司（こもり・けんじ）

1980年生まれ．2003年3月専門学校愛知医療学院作業療法学科卒，同年4月より身体障害者療護施設に勤務．2006年1月医療法人愛整会北斗病院に異動し，矢﨑潔の臨床指導を受けながら医療領域での作業療法に従事．2015年3月社会医療法人蘇西厚生会松波総合病院に入職．回復期病棟での作業療法に従事しながら，就労支援等退院後の生活支援への連続性確保に取り組んでいる．これまでに名古屋工業大学森田研究室と医工連携にて評価機器開発に取り組む活動や生体機構研究所佐らとアンドロイドモデルを活用した医療情報の創出にも取り組んでいる．また，新たな試みとして作業療法士・看護師・鍼灸師・エステティシャン・催眠療法士らと幅広い知見を共有・活用し，人々の健康を支援する活動を始めている．

田口真哉（たぐち・しんや）

1984年生まれ．サンビレッジ国際医療福祉専門学校作業療法学科卒．当時，矢﨑潔が臨床指導をしていた医療法人愛整会北斗病院総合リハビリテーションセンターに入職．中枢疾患，整形疾患の総合的なリハビリテーションについて学ぶ．2014年10月，手のリハビリテーションのさらなる追求のため，社会医療法人抱生会丸の内病院上肢外科センターリハビリテーション部に入職，2017年8月より作業療法部門主任となる．月に1度，恩師である矢﨑潔の臨床指導のもと，整形外科，関節リウマチの手のリハビリテーションについて学びつつ，後輩育成や学会発表に励む．

手の運動を学ぶ
手の役割と手の機能解剖との関係から運動を紐解き，臨床に活かす

発　行	2017年9月17日　第1版第1刷 2019年2月1日　第1版第2刷 ©
著　者	矢﨑　潔・小森健司・田口真哉
発行者	青山　智
発行所	株式会社 三輪書店 〒113-0033　東京都文京区本郷6-17-9　本郷綱ビル TEL 03-3816-7796　FAX 03-3816-7756　http://www.miwapubl.com/
装丁・本文デザイン・組版	臼井弘志（公和図書デザイン室）
印刷所	シナノ印刷株式会社

本書の内容の無断複写・複製・転載は著作権・出版権の侵害となることがありますので，ご注意ください．
ISBN978-4-89590-603-6 C3047

JCOPY ＜出版者著作権管理機構 委託出版物＞
本書の無断複製は著作権法上での例外を除き禁じられています．
複製される場合は，そのつど事前に，出版者著作権管理機構（電話03-5244-5088，FAX 03-5244-5089，e-mail：info@jcopy.or.jp）の許諾を得てください．